HEILSALBEN AUS WALD UND WIESE

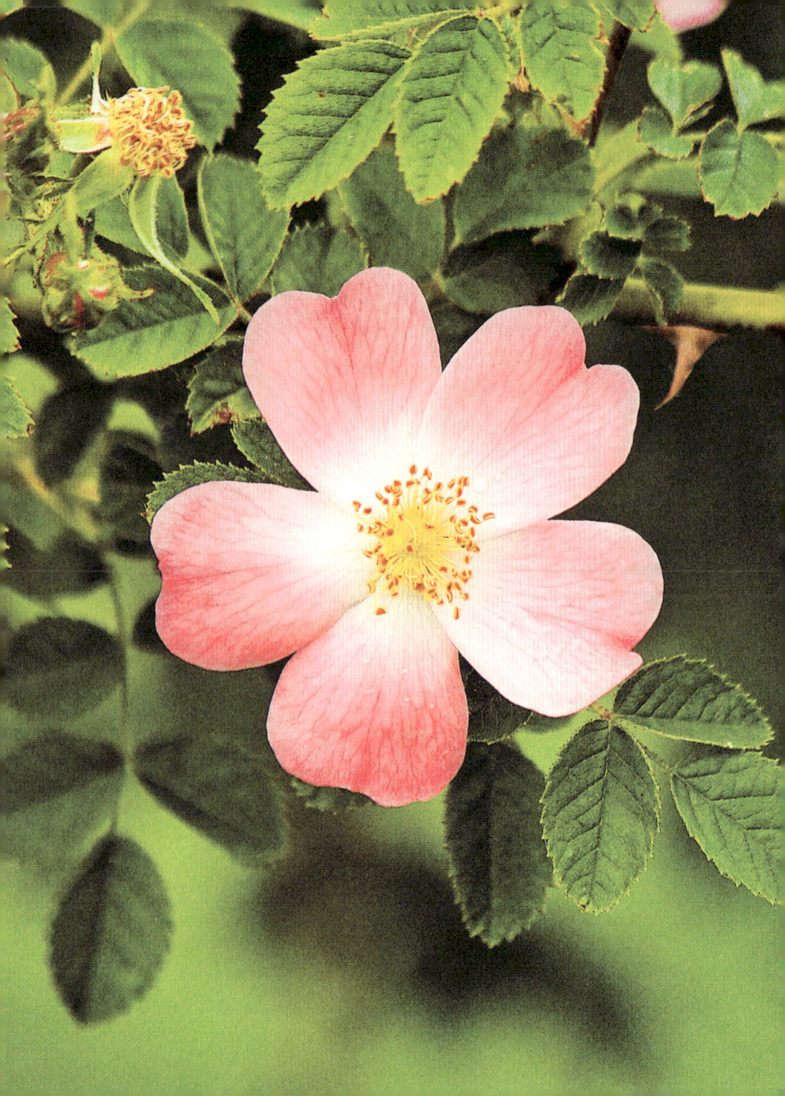

Das große kleine Buch

Gabriela Nedoma

HEILSALBEN AUS WALD UND WIESE

Einfach selbst gemacht

Inhalt

Heilsalben: Urmedizin der Natur

Als Autorin und Expertin für Naturheilkunde konnte ich in meinen Büchern und Kursen viele Tausende Menschen für die Kunst der Heilsalbenherstellung begeistern.

Heilsalben gehören zu den wichtigsten Arzneiformen der Naturapotheke. Sie sind eine Urmedizin der Natur. Wer durch Wald, Wiese oder Garten geht, betritt eine große Naturapotheke. Überall wachsen heilsame Pflanzenarzneien, kraftvolle Wirkstoffe und grüne Naturmedizin. In der Natur ist für alles ein Kraut gewachsen: Die Schafgarbe stillt Blutungen, der Thymian wirkt antibiotisch und die Tanne desinfizierend.

Seit Urzeiten setzen die Menschen die Heilkraft der Bäume und Kräuter in Heilsalben ein. Viele Arzneisalben sind seit Generationen erprobt, und ihre Heilkraft wird auch heute von der modernen Naturmedizin bestätigt. Einige dieser altüberlieferten Präparate stelle ich im Buch vor, wie die Ringelblumensalbe zur Heilung von Ekzemen, *Unguentum populeum*, die wundheilende Salbe aus Schwarzpappelknospen, oder die Rosskastaniensalbe zur Tonisierung der Venen.

Im Buch zeige ich eine große Auswahl an modernen, historischen und volksmedizinischen Heilsalben und beantworte alle wichtigen Fragen rund um ihre Herstellung, Wirkung und Anwendung.

Das Wissen aus diesem Buch soll allen Menschen helfen, Beschwerden mit natürlichen Heilsalben zu lindern, ihre Gesundheit zu stärken und das Vertrauen in die grüne Kraft der Natur wiederzuentdecken.

Gabriela Nedoma

Die im Buch vorgestellten Methoden und Rezepturen sind kein Ersatz für medizinische Maßnahmen und Therapien.

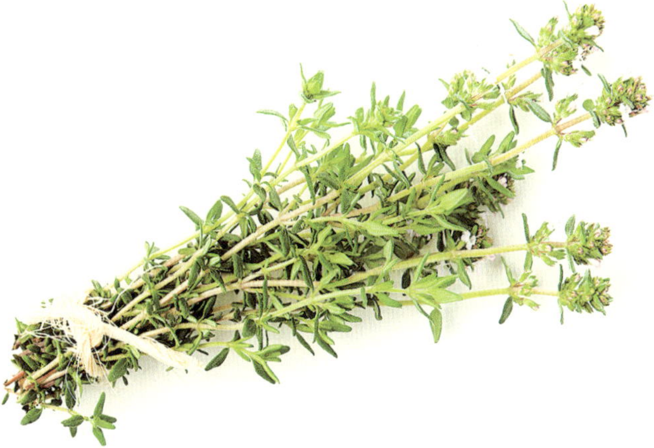

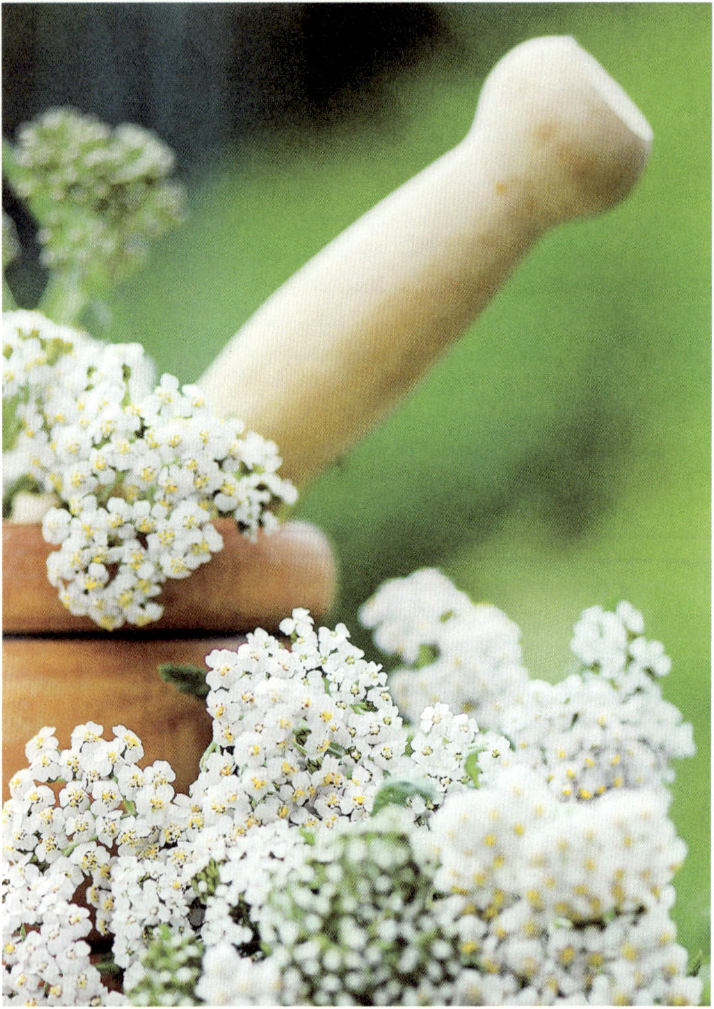

Was sind Salben?

Heute führen Salben die Liste der Hautarzneien an. Äußerlich aufgetragen lindern sie zahlreiche Beschwerden und gehören zur Basisausstattung jeder Hausapotheke. Salben (lat. *unguentum*) sind streichfähige und fette Präparate für die äußerliche Anwendung. Für die Herstellung von Salben werden die Pflanzenteile zerkleinert und in Öl oder Fett unter Hitze extrahiert. Anschließend werden die Salben mit Wachs oder weiteren Konsistenzgebern auf eine halbfeste Konsistenz eingedickt. Weitere Bestandteile von Salben können alkoholische Tinkturen, Mineralien oder wässrige Extrakte sein.

Salben werden direkt einmassiert oder als Pflaster auf Haut und Schleimhäute aufgetragen. Je nach Zusammensetzung können ihre Wirkstoffe zielgenau den Körper erreichen. Deckende Salben mit Schleimstoffen wie Quitte und Mistel schützen vor Feuchtigkeitsverlust, unterstützen die Wundheilung und die Regeneration der oberen Hautschichten. Auf die unteren Hautgewebsschichten wirkende Salben wie Rosskastanien- und Harzsalben stärken die Gefäße und lösen Muskelkrämpfe. Salben können auch den gesamten Organismus, den Blutkreislauf und das Nervensystem beeinflussen, wenn stimmungsaufhellende und psychoaktive Pflanzen wie Johanniskraut, Bilsenkraut oder Alraune verwendet werden.

Praxiswissen Salben

Sammeln von Pflanzen: Gesammelt werden gesunde, saubere und im Wachstum befindliche Pflanzenteile, die fern von Verunreinigungsquellen (Pestizide, Tierplätze, Industrie) wachsen. Sammelregel: Ein Drittel sammeln, den Rest des Bestandes der Pflanze und der Natur überlassen. Gute Sammler sind unsichtbar und hinterlassen keine Spuren! Gute Sammeltage sind sonnige und trockene Tage, an denen die Pflanzen in ihrer ganzen Kraft stehen. Nach dem Sammeln die Pflanzenteile zügig verarbeiten.

Vorbereitung der Pflanzen vor der Extraktion: Für die Herstellung von Salben können frische oder getrocknete Pflanzen verwendet werden. Um die Wirkstoffe optimal zu extrahieren, sollen die Pflanzenteile vorher klein geschnitten oder pulverisiert werden. Dafür empfiehlt es sich, Mörser, Blender oder Wiegemesser zu verwenden. Trockene oder wasserarme Pflanzenteile wie Gewürze, Rinde oder Wurzeln sollten mit Wasser über Nacht eingeweicht werden (1-3 EL Wasser in ein 100-ml-Glas mit zerkleinerten Pflanzenteilen). Diese Prozedur gleicht den Wasserverlust in den Pflanzen aus und ermöglicht eine bessere Extraktion der wasserlöslichen Wirkstoffe. Alternativ können die Pflanzenteile vor der Verarbeitung mit 40-prozentigem Alkohol besprüht werden. Die Rezepte im Buch sind, falls nicht anders angegeben, mit frischen Pflanzen hergestellt.

Wissenswertes für den Einkauf: Die Wirkung der Salben ist von den Ausgangsprodukten abhängig. Die Rohstoffe für die Salben wie Öle, Fette, Kräuter oder Wachs sollen daher biologisch und naturnah produziert sein. Salben sind Arzneien und sie werden über die Haut in den Körper aufgenommen – je hochwertiger die Rohstoffe, umso wirksamer die Salben.

Rohstoffe für die Herstellung von Salben:
Öle: Als Salbenöle eignen sich Olivenöl, Distelöl, Sonnenblumenöl, Sesamöl, Mohnöl usw. In der Salbenherstellung werden die Öle erhitzt und sollen daher hitzestabil sein. Nicht empfehlenswert sind kaltgepresste Öle in roher Qualität, da sie ihre Ausgangsqualitäten durch die Erhitzung verlieren.
Tierische Fette: Butter und geklärte Butter (Ghee, siehe S. 77), Schweineschmalz und Rindertalg sind häufiger Bestandteil der volksmedizinischen Heilsalben. Beim Verwenden von tierischen Fetten ist besonders auf eine gute Qualität, stressfreie und ökologische Tierhaltung zu achten.
Wachs: Bienenwachs ist ein häufiger Bestandteil von Salben. Beim Bienenwachs soll auf eine biologische Bienenzucht geachtet werden, da Antibiotika und Pestizide sich im Wachs anreichern können.

Vegane Alternativen: Im Alpenraum wurden zahlreiche traditionelle Heilmittel aus tierischen Produkten hergestellt. Wer darauf verzichten möchte, kann auch Salben frei von tierischen Produkten herstellen.
Statt Butter und Schmalz: Fette wie Kokos-, Kakao- oder Sheabutter oder Öle mit Wachs (siehe Basisrezept Salbe, S. 77).
Statt Bienenwachs: Wachse wie Rosenwachs, Beerenwachs, Jojobawachs, Carnaubawachs.
Statt Bienenhonig: in Zucker eingekochte Kräuterhonige wie Wipfelhonig, Agavendicksaft, Ahornsirup.

Wissenswertes für die Herstellung von Salben: Kraftvolle Salben werden in der Volksmedizin über mehrere Tage zubereitet. Nach dem erstmaligen Kochen die Salben über Nacht ruhen lassen und anschließend die Prozedur 2–3 Mal wiederholen. Längere Auszugszeiten und das abwechselnde Erhitzen und Erkalten ermöglichen eine gründliche Extraktion der pflanzlichen Wirkstoffe. Die Methoden im Buch sind vielfach überprüft, in der traditionellen Medizin wurden/werden Öle und Salben immer schon durch Kochen hergestellt.

Die »Methode nach Gabriela Nedoma« basiert auf der Anwendung von Pflanzen mit einem hohen Feuchtigkeitsgehalt. Dabei wirkt der Wasseranteil als Puffer und schützt das Öl vor einer potenziellen Überhitzung. Wasser kocht bei etwa 90° C, Öl hingegen ab 150° C. Physikalisch dehnt sich das im Ansatz enthaltene Wasser ab 80° C aus, wird zu Wasserdampf, steigt an die Oberfläche und bringt das

Öl in Bewegung. Was optisch aussieht, als würde das Öl kochen, ist eigentlich aufsteigender Wasserdampf. Der Siedepunkt des Ölansatzes ist somit deutlich niedriger als jener eines reinen Öls – eine thermische Denaturation der Öle findet unter diesen Umständen nicht statt, wie zahlreiche wissenschaftliche Studien bestätigen.

Die modernen Methoden mit Extraktionen bei etwa 60° C wirken auf den ersten Blick schonender, allerdings bringen sie auch mehrere Nachteile mit sich. So ist die Extraktionskraft deutlich geringer als bei höheren Temperaturen, Phytochemikalien wie Carotinoide weisen eine schlechtere Löslichkeit auf, zudem können Pathogene überleben und später Verkeimungen oder Schimmel begünstigen.

Ausstattung und Zubehör: *Ausstattung:* Für die Rezepturen in diesem Buch ist eine normale Küchenausstattung ausreichend. Optimal sind kleine beschichtete Töpfe. Empfehlenswert sind Mörser oder Pürierstab, kleine Trichter und Siebe.
Hygiene: Sauber arbeiten, alle Arbeitsflächen und Gefäße vor der Arbeit mit Alkohol desinfizieren.

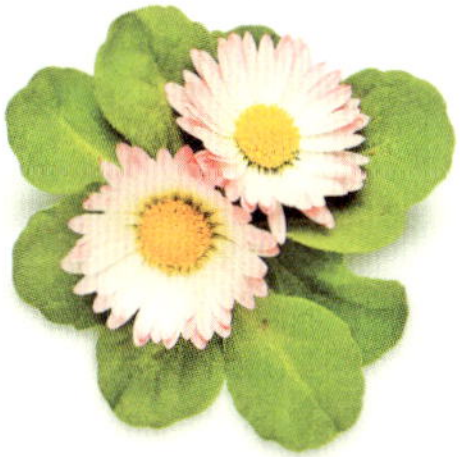

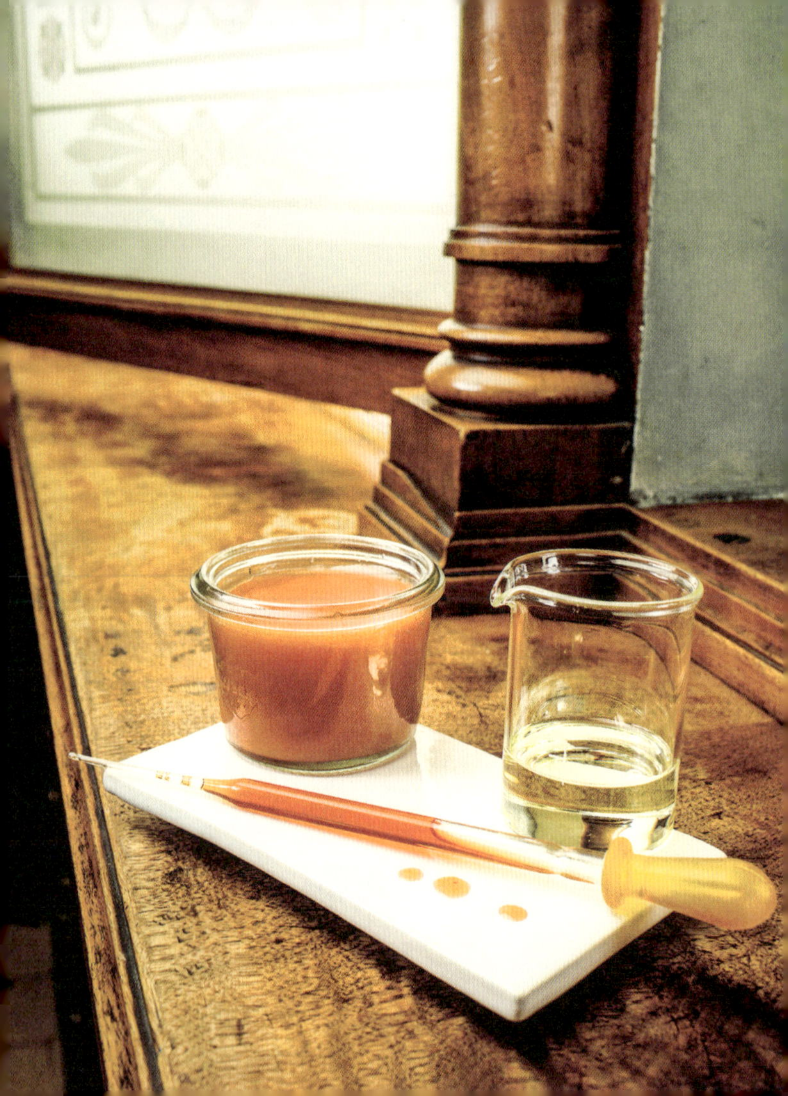

~ JOHANNISKRAUT-HEILSALBE ~

Diese Heilsalbe gehört in jede Hausapotheke. In der Naturheilkunde wird sie zur Behandlung von Blutergüssen, Entzündungen, Prellungen, kleinen Wunden, Juckreiz, Sonnenbrand, Schmerzen und Schwellungen eingesetzt. Dermal angewendet wirkt Johanniskrautöl entzündungshemmend, reizlindernd, schmerzlindernd, hautregenerierend und mild beruhigend. Die charakteristische rote Farbe erhält das Johanniskrautöl vom natürlichen Pflanzenstoff Hypericin, der antioxidative und antimikrobielle Effekte zeigt.

Johanniskrautöl nach der Methode Gabriela Nedoma

1 Glas (200 ml) mit frischen Johanniskrautblüten
500 ml Olivenöl, 20 ml Alkohol 40%*

• Johanniskrautblüten in ein Glas füllen und mit Alkohol übergießen. • Glas verschließen, schütteln und 10 Minuten einwirken lassen. • Olivenöl zugeben, Glas verschließen und erneut schütteln. • Das Glas in die Sonne oder hinter ein sonniges Fenster stellen. • 4–6 Wochen besonnen lassen, bis das Johanniskrautöl rot wird. • Extrakt filtrieren und in eine Flasche füllen. • Haltbarkeit: 1 Jahr

**Statt Olivenöl können auch andere Öle wie Distelöl, Mandelöl oder Sonnenblumenöl verwendet werden.*

Johanniskrautsalbe

100 ml Johanniskrautöl, 10 g Bienenwachs

• Wachs und Johanniskrautöl in einem Topf erwärmen. • Sobald das Wachs geschmolzen ist, die Salbe in ein Glas füllen. • Kalt stellen, bis die Salbe fest wird.

Johanniskraut ***(Hypericum perforatum).*** Wirkstoffe: *Hypericin (lichtsensibilisierend und antidepressiv), Hyperforin (antibakteriell, angstlösend, stimmungsaufhellend), Flavonoide (zellschützend, antioxidativ, krebshemmend).*

Bitte beachten: Johanniskraut kann photosensibilisierend wirken und die Lichtempfindlichkeit gegenüber UV-Strahlung erhöhen.

Haltbarkeit: *1 Jahr*

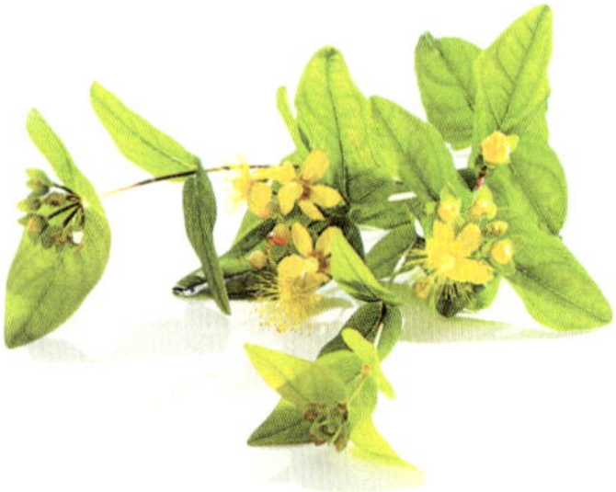

~ RINGELBLUMENSALBE ~

Die Ringelblumensalbe ist aus der Hausapotheke nicht mehr wegzudenken: Es gibt hunderte Rezepturen und jeder schwört darauf, die beste zu haben. Angewendet wird die Heilsalbe bei Sonnenbrand, Wunden und Brandwunden, Entzündungen, Geschwüren, Hämorrhoiden oder Narben. Die Salbe wird auch von sensibler Kinderhaut gut vertragen, mildert Verletzungen, Ekzeme, Juckreiz, Milchschorf und kann bei Windelentzündungen auf die wunde Haut aufgetragen werden.

1 Handvoll frische Ringelblumenblüten
250 ml Öl, Butter oder Schmalz
20 g Bienenwachs

• Ringelblumenblüten zerkleinern, mit dem Öl in einen Topf geben und mit dem Pürierstab zerkleinern. • Alles zum Kochen bringen, Temperatur reduzieren und ½ Stunde unter der Siedetemperatur ziehen lassen. • Herdplatte ausschalten, über Nacht zugedeckt nachziehen lassen. • Am nächsten Tag erneut erwärmen und ½ Stunde unter der Siedetemperatur ziehen lassen. • Das Öl durch ein Feinsieb filtrieren und erneut in einen Topf geben. • Wachs zugeben und erwärmen, bis es schmilzt. • Die fertige Salbe in Gläschen füllen.

Ringelblume *(Calendula officinalis).* **Wirkung:** *wundheilend, hautregenerierend, zusammenziehend, antibakteriell, entzündungshemmend, erweichend.* **Wirkstoffe:** *Carotinoide, Flavonoide, Quercetin, Saponine, Salicylsäure.*

Haltbarkeit: 6 *Monate*

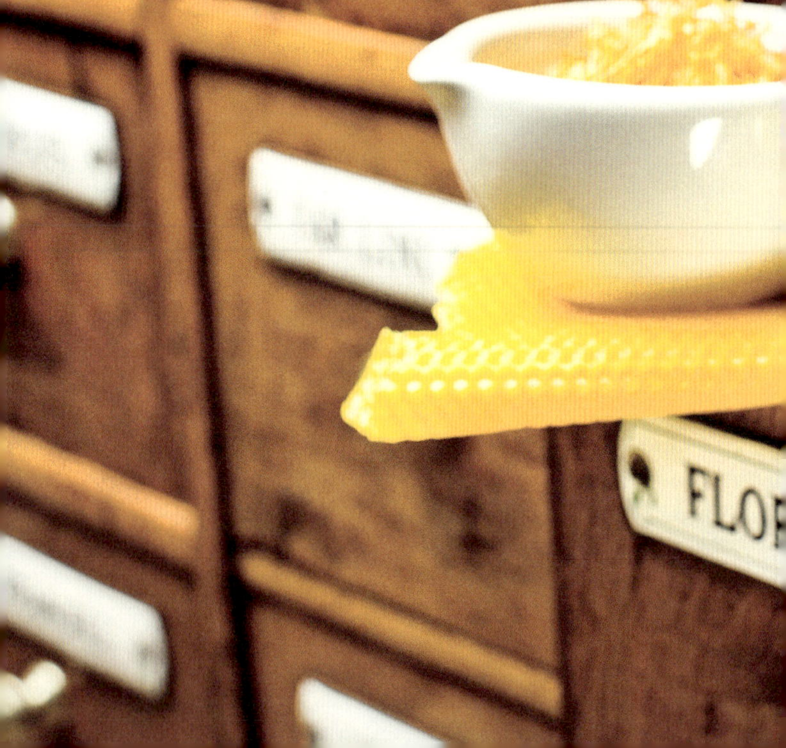

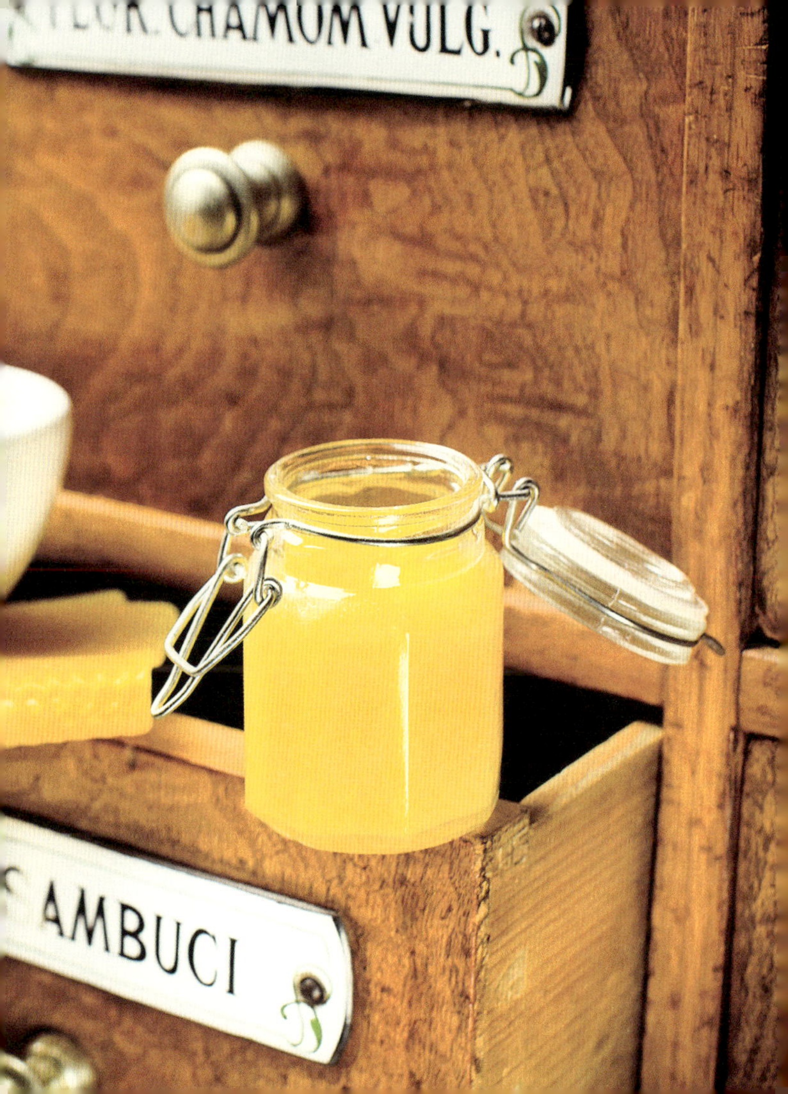
FLOR. CHAMOM VULG.
AMBUCI

~ VEILCHENSALBE NACH HILDEGARD VON BINGEN ~

Die Hildegard-Medizin schreibt dem Veilchen antidepressive, wundheilende, schmerzstillende und sogar krebshemmende Qualitäten zu. Mit der Veilchensalbe können Wunden, Hautentzündungen, Hautrisse, Schwangerschaftsstreifen sowie unreine Haut behandelt werden. Sie wird auch als Massagesalbe nach Gebärmutter- und Brustoperationen eingesetzt.

1 Handvoll Veilchen mit Blüten und Blättern
200 ml Olivenöl, 20 g Bienenwachs

• Veilchen und Öl im Mörser oder Mixer zerkleinern. • In ein Glas füllen und über Nacht ziehen lassen, am nächsten Tag in einen Topf geben. • Zum Kochen bringen, Temperatur reduzieren und 1 Stunde unter der Siedetemperatur ziehen lassen. • Eine weitere Stunde nachziehen lassen. • Öl durch ein Feinsieb filtrieren und erneut in einen Topf geben. • Wachs zugeben und erwärmen, bis es schmilzt. • Fertige Salbe in Gläschen füllen.

Veilchen ***(Viola odorata).*** Wirkung: *antibakteriell, entzündungshemmend, wundheilend, kühlend.* Wirkstoffe: *Salicylsäure, Saponine, Schleimstoffe, Flavonoide.*

Haltbarkeit: *1 Jahr*

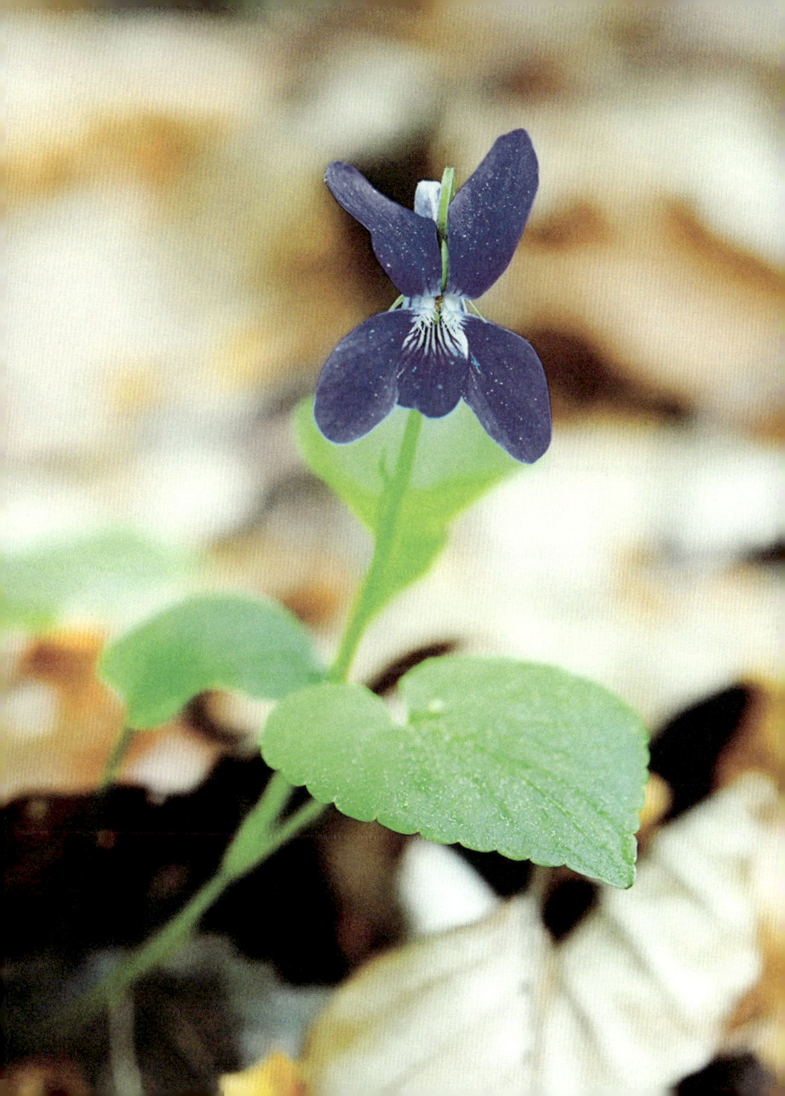

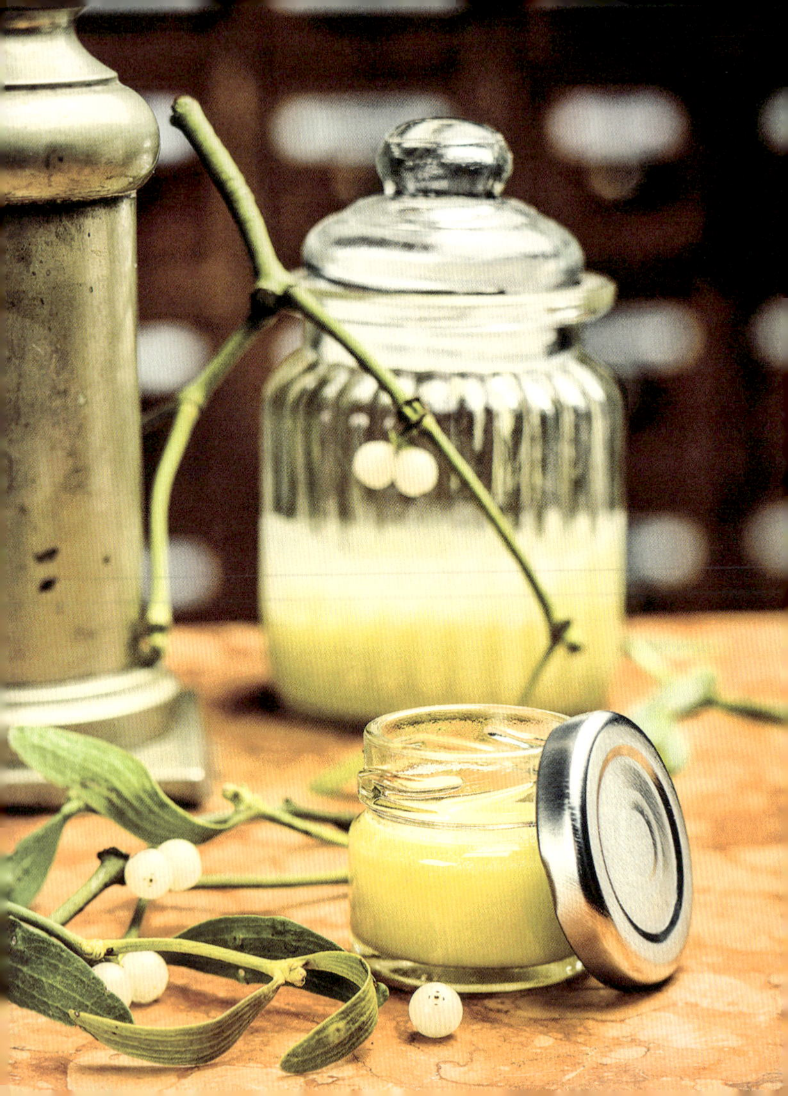

~ MISTELSALBE NACH LEONHART FUCHS ~

Die Mistelsalbe legt einen schützenden Film auf die Haut, hält die Haut geschmeidig, elastisch und warm. Aus diesem Grund wurde sie zur Behandlung von Erfrierungen, Hautverletzungen oder rissiger Haut verwendet. Das Rezept der Mistelsalbe ist im Kräuterbuch des Arztes Leonhart Fuchs (1501–1566) verzeichnet: »*Mystel mit hartz und sovil wachß vermischt unnd übergelegt / zeitiget / verzert / weycht / und zeücht zusamen die ohrmützel / unnd allerley geschwulst. Mit weyrauch vermischt / und auff allte geschwär gelegt / heylet sie.*«

20–30 Mistelbeeren
30 g Lärchenpech
70 g Basissalbe (siehe S. 77)

• Basissalbe und Pech in einem Topf leicht erwärmen, bis sie sich vermischen. • Mistelbeeren im Mörser zerquetschen und den Brei durch ein Feinsieb streichen. • Zur Salbe geben, homogen mixen und in Tiegel füllen.

Weiße Mistel *(Viscum album).* Wirkung: *hautschützend, blutdruckregulierend, blutstillend, schmerzstillend, wundheilend.* Wirkstoffe: *Schleimstoffe, Flavonoide, Lektine, Viscotoxine.*

Haltbarkeit: *6 Monate*

~ ABSYNTHIUM-HEILFETT ~

»Das Wermuth hat eine Krafft zu erwärmen / zu zertheilen / dünn zu machen / zu eröffnen und zu stärcken«, schrieb 1625 der Mediziner Jacobus Theodorus, auch Tabernaemontanus genannt. Bei kalten Händen und Füßen, schlechter Durchblutung und Gelenkschmerzen ist diese Heilsalbe daher genau richtig. Sie wärmt, unterstützt die Blutzirkulation, löst Verspannungen, verbessert die Entgiftung der Haut und verbreitet ein wohliges Gefühl im Körper. Gleichzeitig wirkt sie antibakteriell, entzündungshemmend und nervenberuhigend. Die wärmende Wirkung des Wermuts wurde naturheilkundig auch eingesetzt, um Schmerzen zu stillen, Verkrampfungen zu lösen oder die Menstruation einzuleiten. Durch den hohen Gehalt an ätherischem Öl wirkt Wacholder keimtötend, desinfizierend und wärmend. Auch Senf ist ein stark durchblutungsförderndes, antibakterielles Mittel und kann die Wirkung anderer Pflanzenwirkstoffe intensivieren.

*

1 Handvoll Wermut, 1 EL Wacholderbeeren
1 TL Senfsamen, 50 g Wasser
250 ml Öl, Ghee oder Schmalz, 20 g Bienenwachs

• Wermut zerkleinern. • Wermut, Wacholder, Senf und Wasser im Mörser zu einem Brei verreiben. • Brei und Öl in einen Topf geben, gut verrühren und zum Kochen bringen. • Einmal aufkochen lassen, Temperatur reduzieren und 1 Stunde unter der Siedetempe-

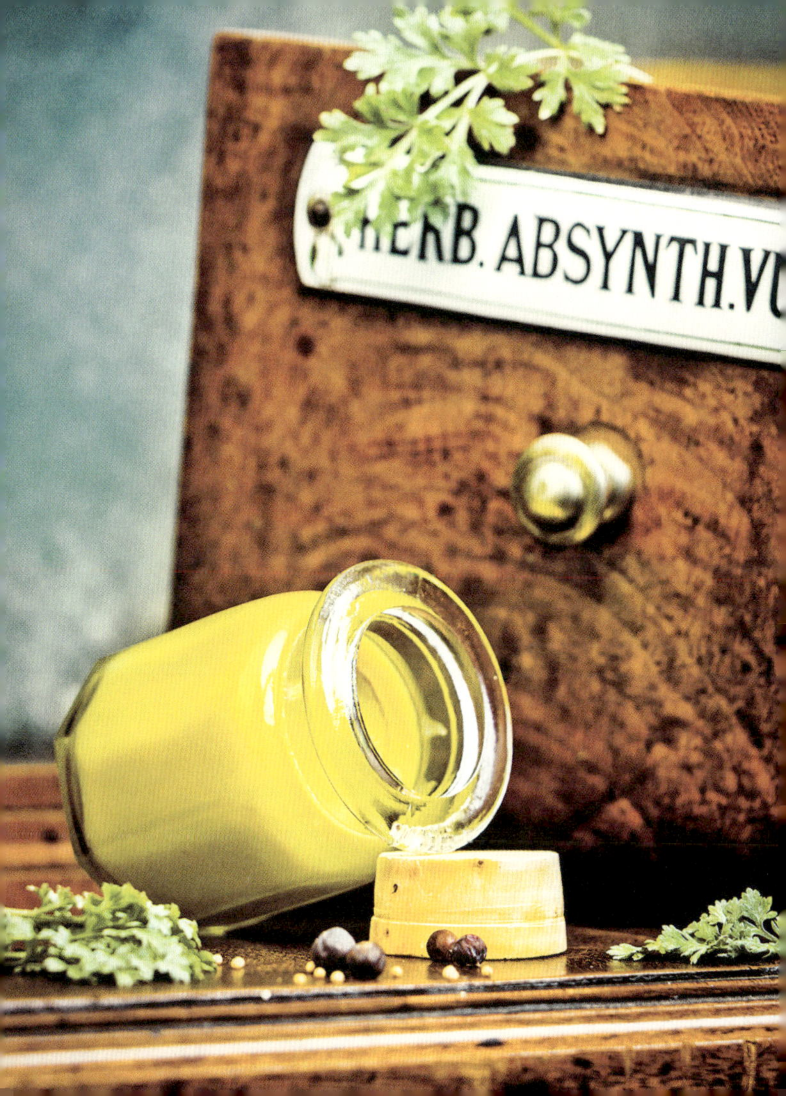
HERB. ABSYNTH.VU

ratur ziehen lassen. • Herdplatte ausschalten und über Nacht weiter ziehen lassen, am nächsten Tag erwärmen. • Das Öl durch ein Feinsieb filtrieren und in einen Topf geben. • Wachs zugeben und erwärmen, bis es schmilzt. • Die fertige Salbe in Gläschen füllen.

Wermut *(Artemisia absinthium).* Wirkung: *durchblutungsfördernd, wärmend, stimmungsaufhellend, entgiftend, entkrampfend.* Wirkstoffe: *Bitterstoffe wie Absinthin und Matricin, ätherische Öle, v.a. Thujon, Flavonoide.*
Wacholder *(Juniper).* Wirkung: *antibiotisch, schmerzlindernd, wärmend, wundheilend.* Wirkstoffe: *Juniperin, Betulin, Flavonoide, Gerbstoffe, Harze, ätherische Öle, Kampfer.*
Senf *(Brassica).* Wirkung: *durchblutungsfördernd, antibakteriell, pilzhemmend, wärmend.* Wirkstoffe: *Senföl, Senfölglycoside, ätherische Öle.*

Haltbarkeit: *1 Jahr*

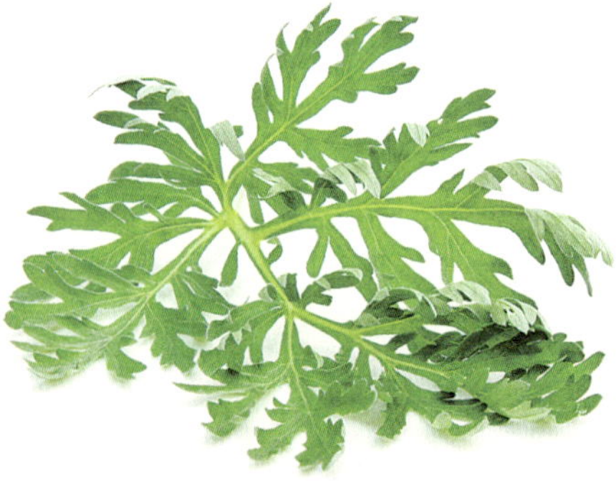

~ WUNDSALBE MIT VOGELMIERE ~

Als Arznei ist die Vogelmiere eine völlig unterschätzte Pflanze. Sie fördert die Wundheilung, wirkt antientzündlich, lindert Rheuma und Gicht, stärkt die Augenkraft und ist allgemein hautberuhigend. Die Vogelmierensalbe kann bei Hautkrankheiten wie Psoriasis, Neurodermitis, Ekzemen, Geschwüren, Juckreiz und Wunden angewendet werden. Ebenso wirksam ist die Vogelmiere in der Behandlung entzündlicher Prozesse der Haut wie Akne oder Furunkeln. Die Wundsalbe kann durch ihre gute Verträglichkeit auch in der Alltags- und Kinderpflege verwendet werden.

*

1 Handvoll Vogelmiere
250 ml Öl, Ghee oder Schmalz
20 g Bienenwachs

• Vogelmiere und Öl in einen Topf geben und die Vogelmiere mit einem Pürierstab zerkleinern. • Zum Kochen bringen, Temperatur reduzieren und ½ Stunde unter der Siedetemperatur ziehen lassen. • Herdplatte ausschalten, eine weitere Stunde nachziehen lassen. • Öl durch ein Feinsieb filtrieren und erneut in einen Topf geben. • Wachs zugeben und erwärmen, bis es schmilzt. • Die fertige Salbe in Gläschen füllen.

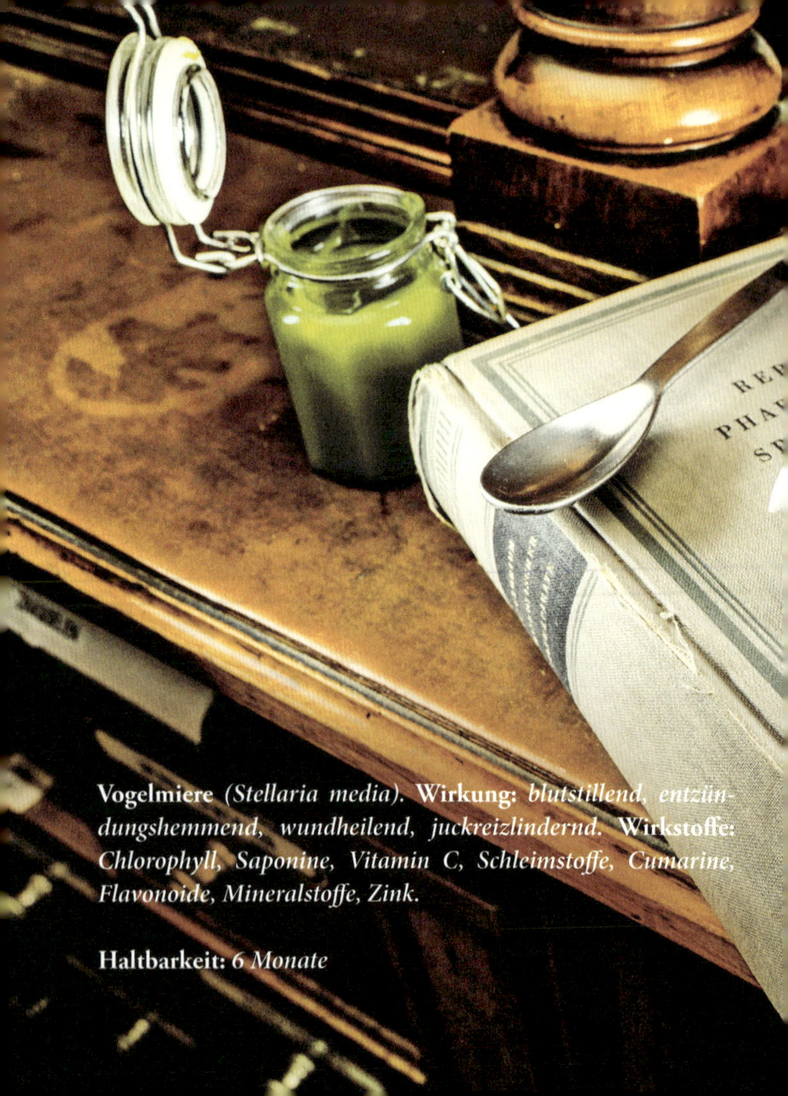

Vogelmiere *(Stellaria media).* **Wirkung:** *blutstillend, entzündungshemmend, wundheilend, juckreizlindernd.* **Wirkstoffe:** *Chlorophyll, Saponine, Vitamin C, Schleimstoffe, Cumarine, Flavonoide, Mineralstoffe, Zink.*

Haltbarkeit: 6 *Monate*

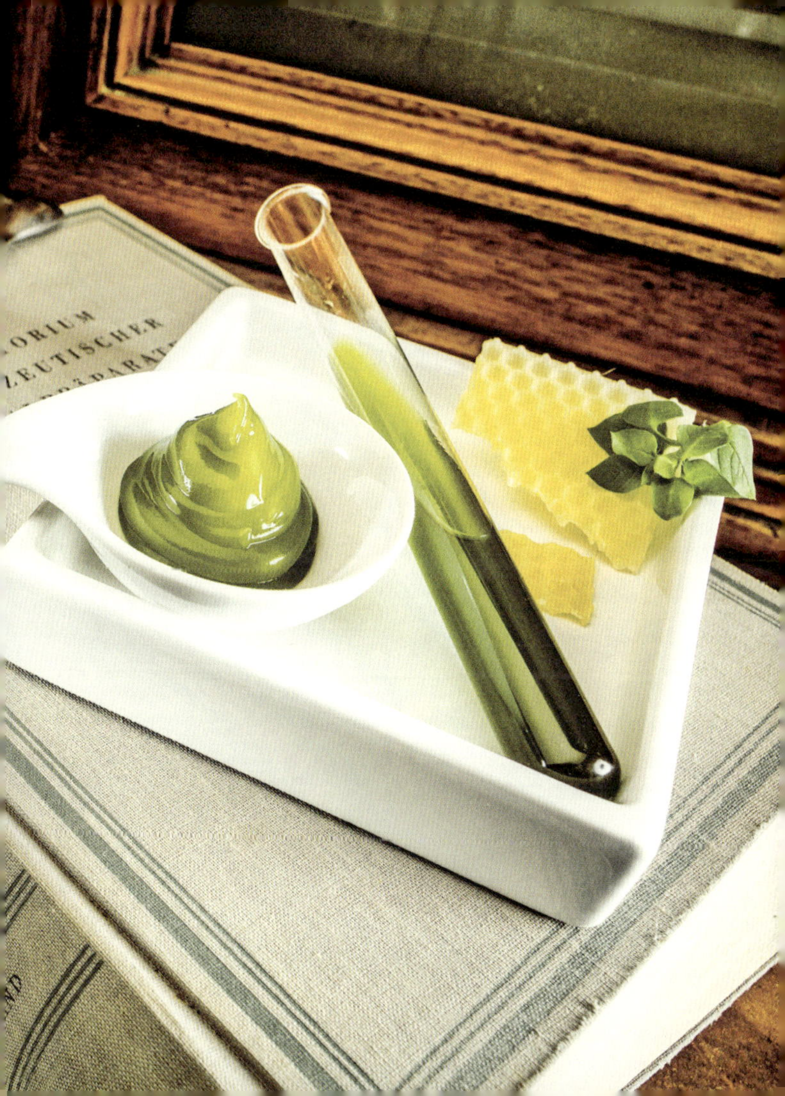

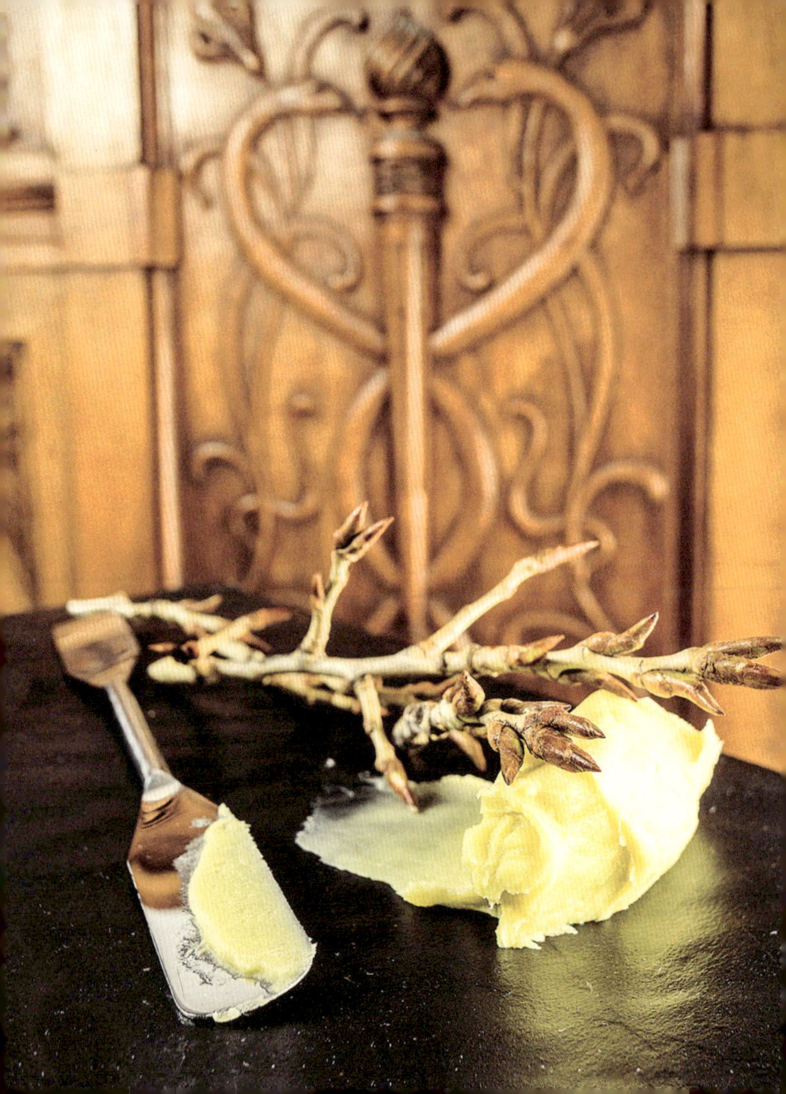

~ SCHWARZPAPPELSALBE: UNGUENTUM POPULEUM ~

Seit über 2.000 Jahren als Wundheilsalbe in Anwendung, heilt die Schwarzpappelsalbe Brandwunden, Entzündungen, Hämorrhoiden, Schwellungen und Hautgeschwüre. Ihr großes medizinisches Spektrum beruht auf dem Harz der Schwarzpappelknospe, das antibiotisch, pilzhemmend, schmerzstillend, hautregenerierend und entzündungshemmend wirkt.

1 EL Schwarzpappelknospen
150 ml Olivenöl, 1 EL Wasser, 10 g Bienenwachs

• Schwarzpappelknospen mit 1 EL Wasser und Öl im Mixer zerkleinern. • In ein Glas füllen und über Nacht ziehen lassen, am nächsten Tag in einen Topf geben. • Zum Kochen bringen, Temperatur reduzieren und 1 Stunde unter der Siedetemperatur ziehen lassen. • Über Nacht ziehen lassen, am nächsten Tag in einen Topf geben und erwärmen. • Öl durch ein Feinsieb filtrieren und erneut in einen Topf geben. • Wachs zugeben und erwärmen, bis es schmilzt. • Die fertige Salbe in Gläschen füllen.

Schwarzpappel ***(Populus nigra).*** Wirkung: *fiebersenkend, entzündungshemmend, schmerzstillend, wundheilend, abschwellend, erweichend, antibakteriell, antimykotisch.* Wirkstoffe: *Salicylsäure, ätherische Öle, Flavonoide, Gerbstoffe.*

Haltbarkeit: *1 Jahr*

~ BLUTSTILLENDE WIESENAPOTHEKE ~

Auf jeder blühenden Wiese wachsen wirksame Heilpflanzen, die in keiner Hausapotheke fehlen dürfen. Schafgarbe ist eine wirkungsvolle Notfallversorgung bei Blutungen, Kamille ein natürliches Antibiotikum und Gänseblümchen fördern die Regeneration von verletzter Haut. Kleine Wehwehchen können mit diesen »grünen Helfern« rasch versorgt werden. Blüten und Blätter sollte man leicht zerdrücken und auf die betroffenen Stellen auflegen. Die Heilsalbe hilft bei Blutungen, Verletzungen, Wunden, Entzündungen. Sie ist auch für Kinder und Menschen mit besonders sensibler Haut gut verträglich.

1 Tasse Blüten und Blätter von Schafgarbe,
Kamille und Gänseblümchen
200 ml Öl, Ghee oder Schmalz, 15 g Bienenwachs

• Kräuter und Öl im Mörser oder Mixer zerkleinern, in ein Glas füllen und über Nacht ziehen lassen. • Am nächsten Tag in einen Topf geben. • Zum Kochen bringen, Temperatur reduzieren und 1 Stunde unter der Siedetemperatur ziehen lassen. • Herdplatte ausschalten und eine weitere Stunde nachziehen lassen. • Öl durch ein Feinsieb filtrieren und erneut in einen Topf geben. • Wachs zugeben und erwärmen, bis es schmilzt. • Fertige Salbe in Gläschen füllen.

Schafgarbe ***(Achillea millefolium).*** Wirkung: *entzündungshemmend, wundheilend, desinfizierend.* Wirkstoffe: *Azulene, ätherische Öle, Gerbstoffe, Flavonoide.*
Kamille ***(Matricaria chamomilla).*** Wirkung: *antibakteriell, wundheilend, beruhigend.* Wirkstoffe: *Chamazulen, Cumarine, Flavonoide, ätherische Öle.*
Gänseblümchen ***(Bellis perennis).*** Wirkung: *schmerzstillend, wundheilend, hautklärend. Wirkstoffe: Saponin, Schleimstoffe, Bitterstoffe.*

Haltbarkeit: *6 Monate*

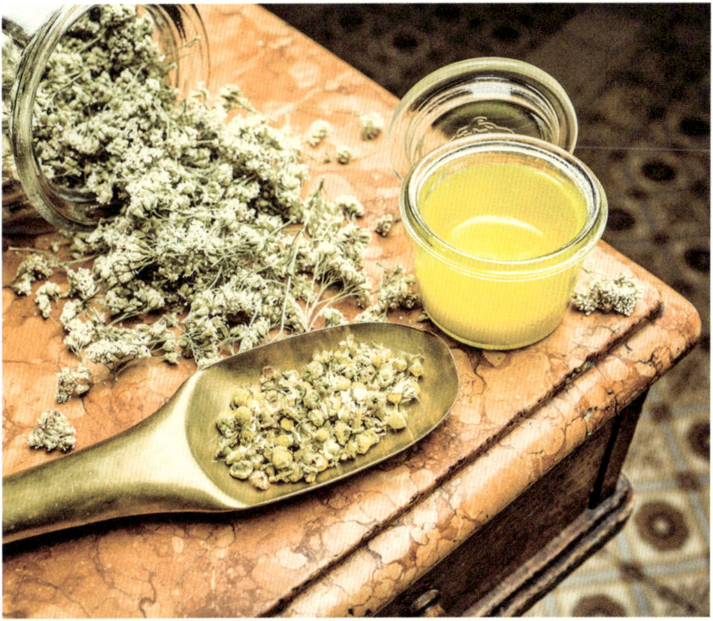

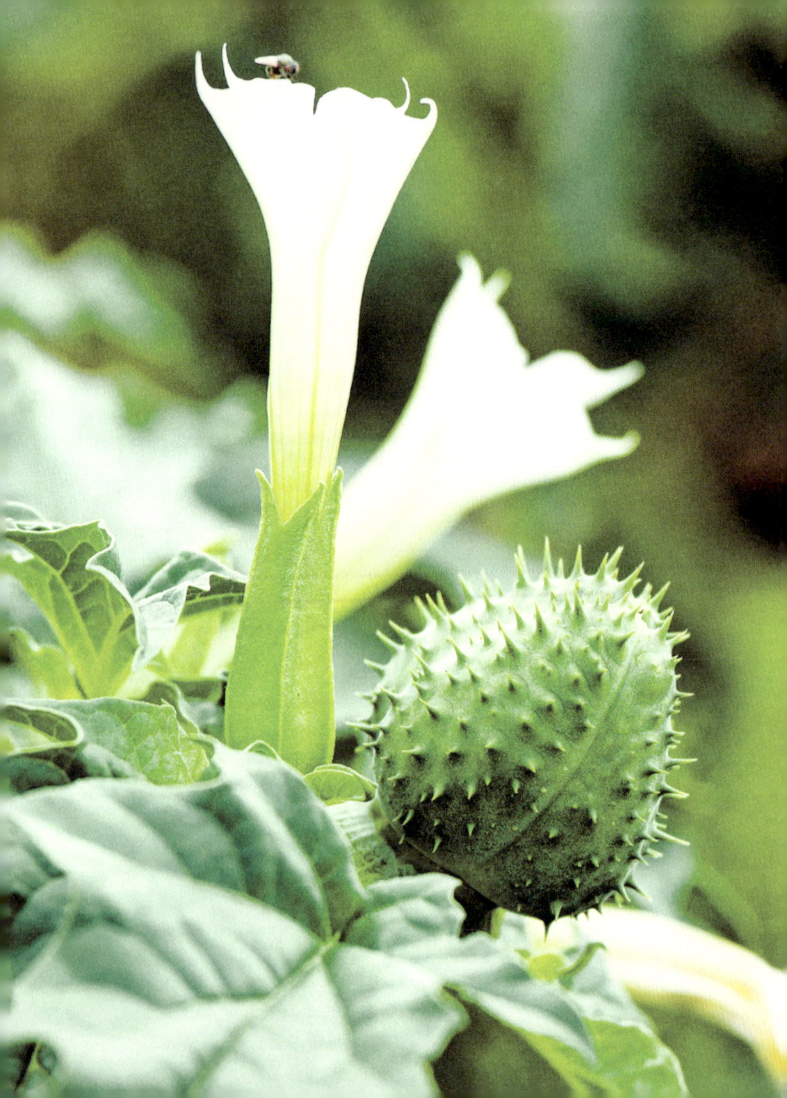

~ APHRODISIERENDE HANFSALBE ~

Aphrodisierende Salben werden seit Tausenden von Jahren zur Steigerung der Lebensfreude wie auch zur Förderung der Gesundheit verwendet. Um den Liebesakt zu intensivieren, wurden sie auf die Schleimhäute der Sexualorgane aufgetragen. Hanf ragt dabei als Liebespflanze hervor und wurde für seine entspannende Wirkung als fixer Bestandteil zahlreichen Rezepturen hinzugefügt. Auch Stechapfel und Tollkirsche fanden Verwendung als Liebespflanzen. Die Salbe wärmt, fördert die Durchblutung des Genitalbereichs und besitzt eine liebesfördernde Wirkung.

1–2 Triebspitzen Hanf (ca. 10 cm lang)
3 Blütenknospen des Stechapfels oder eine Tollkirsche
200 ml Steinkleeöl
20 g Bienenwachs

• Hanf und Stechapfel mit etwas Öl im Mörser zu einem Brei verreiben. • Kräuter und Öl in einen Topf geben, gut verrühren und zum Kochen bringen. • Einmal aufkochen lassen, Temperatur reduzieren und 1 Stunde unter der Siedetemperatur ziehen lassen. • Abdrehen und über Nacht weiter ziehen lassen, am nächsten Tag erwärmen. • Das Öl durch ein Feinsieb filtrieren und in einen Topf geben. • Wachs zugeben und erwärmen, bis es schmilzt. • Die fertige Salbe in Gläschen füllen.

Steinkleeöl

Eine Handvoll Steinklee
500 ml Öl

• Steinklee leicht antrocknen lassen und in kleine Stücke schneiden. • Öl und Steinklee in ein Glas oder eine Flasche füllen. • Hinter einem sonnigen Fenster 3–5 Tage ziehen lassen. Immer wieder schütteln. • Das Öl filtrieren und in eine Flasche füllen.

Hanf ***(Cannabis).*** Wirkung: *entspannend, aphrodisierend, schmerzstillend, entzündungshemmend, blutstillend.* Wirkstoffe: *Cannabinoide, ätherische Öle, Harze.*
Stechapfel ***(Datura).*** Wirkstoffe: *Alkaloide, u.a. Scopolamin, Hyoscyamin.* Wirkung: *krampflösend, aphrodisierend, schmerzstillend.*
Steinklee ***(Melilotus).*** Wirkung: *durchblutungsfördernd, wärmend, stimmungsaufhellend, ödemreduzierend, venenstärkend.* Wirkstoffe: *Cumarin, Flavonoide, Glykoside, Melilotin.*

Bitte beachten: Hanf, Stechapfel und Tollkirsche können in größeren Mengen toxisch wirken! Nur kleine Mengen verwenden!

Haltbarkeit: *1 Jahr*

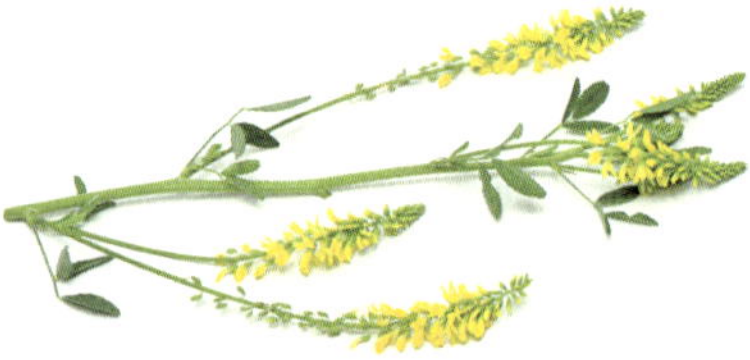

~ MOOR-PECH-BALSAM ~

Die Moor-Pech-Salbe wärmt, fördert die Durchblutung, lindert Muskelverspannungen und Gelenkschmerzen, führt der Haut aktivierende Nährstoffe zu und fördert die Hautregeneration. In der Volksmedizin wurde Moor schon immer in Form von Packungen, Pflastern, Salben, Bädern oder Einreibungen angewendet. Heilmoor ist eine bioaktive Erde mit gesundheitsfördernden Eigenschaften und bildet sich durch komplexe biologische Prozesse aus organischem Material. Ein weiterer wichtiger Heiler ist das Lärchenpech. Es gibt kaum ein Leiden, dem es nicht Herr wird, egal ob Wunden, Risse, Schnitte, Husten, Verspannungen, Verkühlungen, Gicht, Rheuma, Ekzeme, Blutergüsse und Schmerzen. Lärchenpech ist seit Jahrhunderten im Gebrauch, zieht Eiterungen, Geschwüre und Entzündungen heraus und kann bei Furunkeln, Akne und Abszessen angewendet werden.

50 g Moor
50 g Lärchenpech
Rezeptur: 100 g Basissalbe (siehe S. 77)

• Basissalbe in einem Topf erwärmen, bis die Salbe flüssig wird. • Lärchenpech zugeben und unterrühren, bis es sich vollständig mit der Salbe verbindet. • Etwas abkühlen lassen, Moor zugeben und mit der Salbe vermischen. • Die fertige Salbe in Gläschen füllen.

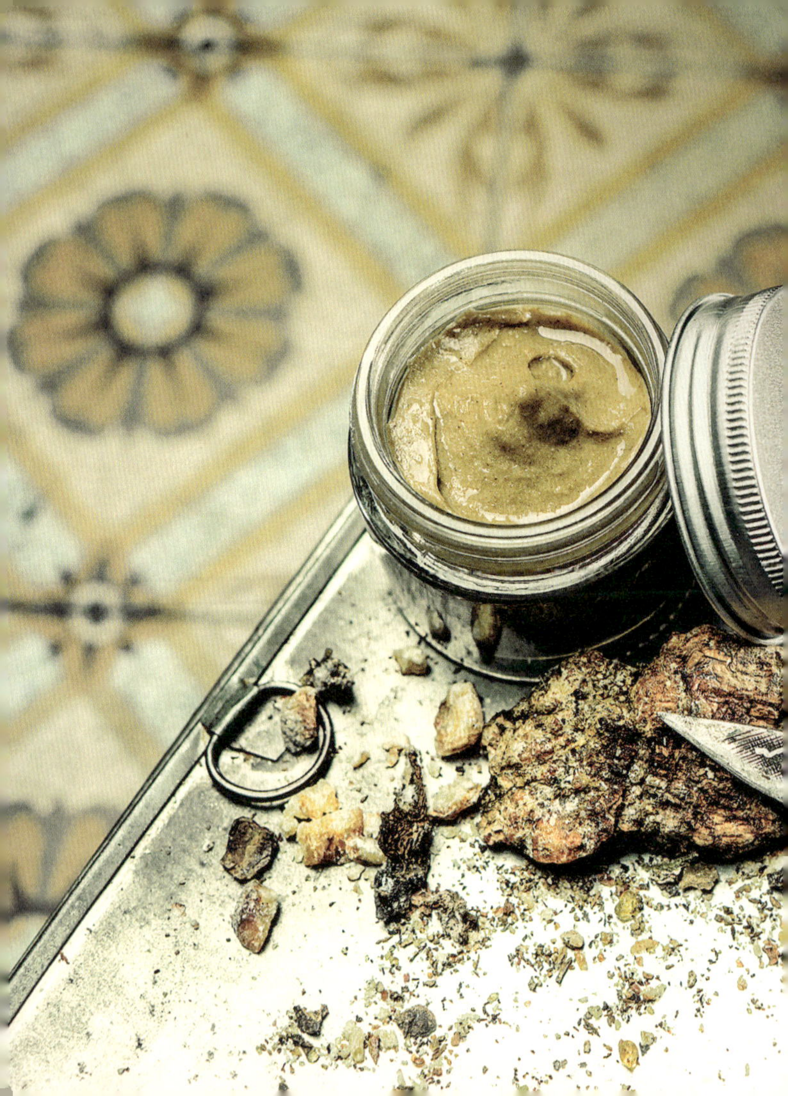

Heilmoor. Wirkung: *durchblutungsfördernd, stoffwechselanregend, entgiftend, entkrampfend.* **Wirkstoffe je nach Zusammensetzung verschiedener Säureverbindungen:** *u.a. Huminsäure, Mineralstoffe, Spurenelemente.*
Lärche *(Larix).* **Wirkung des Lärchenpechs:** *antibiotisch, pilzhemmend, wundheilend, herausziehend, entzündungshemmend, durchblutungsfördernd, wärmend, schmerzlindernd.* **Wirkstoffe:** *ätherische Öle, Pinene, Harzsäuren, Bitterstoffe.*

Haltbarkeit: 6 *Monate*

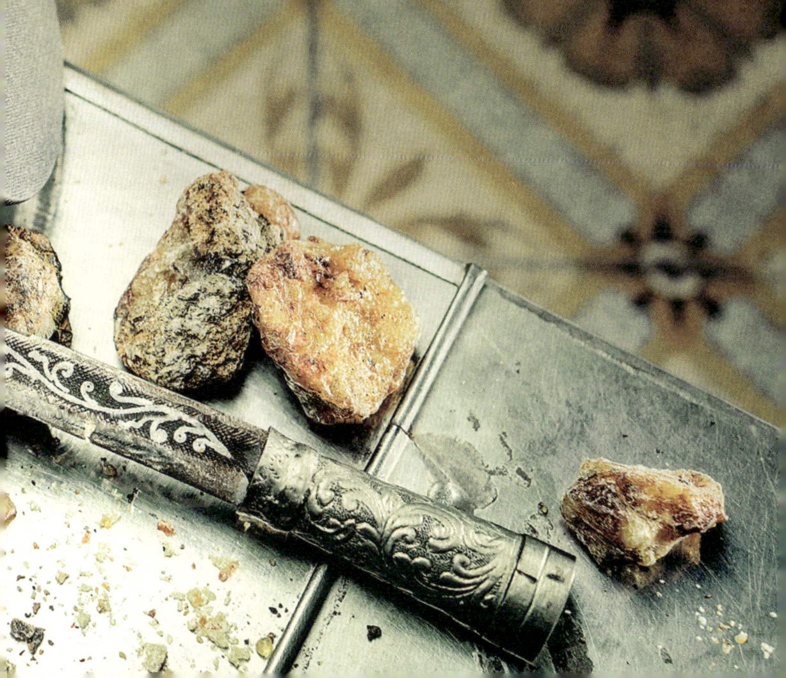

~ ROSSKASTANIEN-VENENSALBE ~

Extrakte aus Rosskastanie sind wirksame venenstärkende Mittel und werden zur Behandlung von Krampfadern, Venenentzündungen, Ödemen, Geschwüren, Prellungen, Hämorrhoiden, Quetschungen, Durchblutungsstörungen und schweren Beinen eingesetzt. Zu dieser Wirkung trägt maßgeblich Aescin bei, ein Stoff, der die Venenwände verdichtet und elastisch hält, Entzündungen hemmt, die Erweiterung der Blutgefäße verhindert und die Entwässerung von Gewebe beschleunigt. Die Venensalbe ist darüber hinaus desinfizierend, abschwellend, blutstillend, zusammenziehend und hautberuhigend.

Ca. 10 frische Rosskastanien
100 ml Wasser, 400 ml Öl, Ghee oder Schmalz
40 g Bienenwachs

• Rosskastanien mit einem großen Messer vierteln und mit Wasser im Mixer zerkleinern. • In einen Topf geben, zum Kochen bringen und 5 Minuten köcheln lassen. • Öl zugeben und unter der Siedetemperatur ½ Stunde ziehen lassen. Immer wieder umrühren. • Salbe durch ein Feinsieb filtrieren. • Wachs zugeben, erneut erwärmen und das Wachs zum Schmelzen bringen. • Abkühlen lassen, bis das Fett beginnt fest zu werden. • Die Salbe mit einem Pürierstab homogen verrühren und in Gläschen füllen.

Rosskastanie *(Aesculus hippocastanum).* **Wirkung:** *venenstärkend, venenabdichtend, ödemhemmend, blutgefäßtonisierend, entzündungshemmend, durchblutungsfördernd, abschwellend, blutstillend, desinfizierend, zusammenziehend, UV-schützend.* **Wirkstoffe:** *Cumarine wie Aesculin und Fraxin, Saponine wie Aescin, Allantoin, Cholin, Bitterstoffe, Gerbstoffe, ätherisches Öl.*

Haltbarkeit: 6 *Monate*

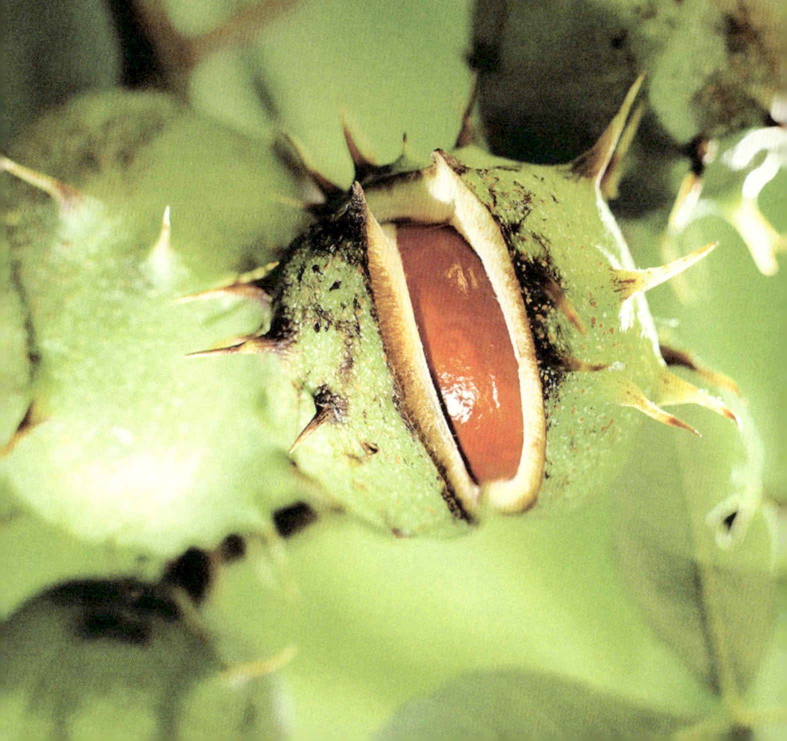

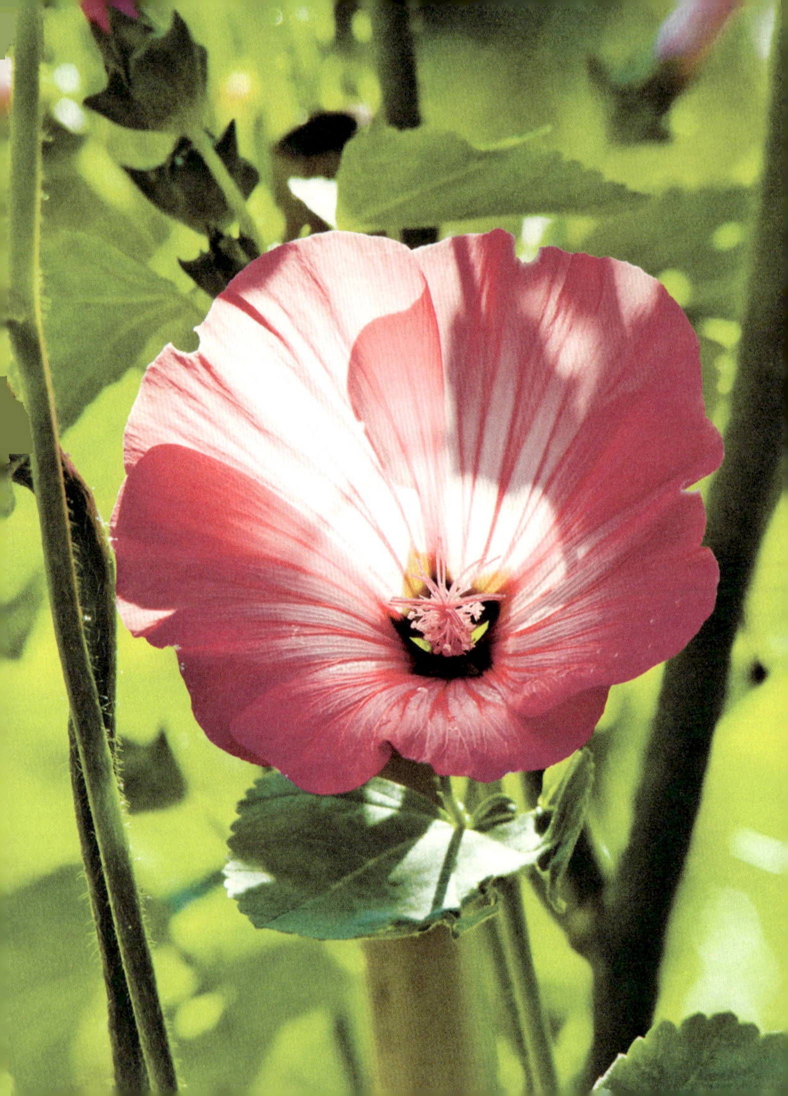

~ MUTTERMILCH-BLÜTENBALSAM ~

Muttermilch ist ein kraftvoller Energiespender der Natur und ein ausgezeichnetes Heilmittel für die zarte Babyhaut. Die Wirkstoffe in der Muttermilch nähren die Haut, wirken rückfettend, hautregenerierend, keimabwehrend und beruhigen Entzündungen. Der Schutzbalsam kann bei Entzündungen, Hautverletzungen, Schwellungen, Juckreiz, Sonnenbrand oder Wundscheuern aufgetragen werden. Auch bei Erwachsenen mit trockener, sensibler, irritierter Haut beruhigt dieser Balsam sanft die Haut. Linde und Malve enthalten hautschützende Stoffe wie Schleim, Flavonoide und ätherische Öle, die eine schützende, feuchtigkeitsspendende und hautregenerierende Wirkung auf der Haut entfalten. Für Babys ein wenig Salbe mit etwas Muttermilch in der Hand vermischen und die Babyhaut damit sanft massieren.

*

1 Handvoll Lindenblüten und Malvenblüten
250 ml Mandelöl, 20 g Bienenwachs
Pro Anwendung ½ TL Muttermilch zugeben

1 Handvoll Linden- und Malvenblüten mit einem Messer klein schneiden. • Die Blüten in einen Topf geben und mit Mandelöl übergießen. • Die Masse im Topf zum Kochen bringen, danach die Temperatur reduzieren und ½ Stunde unter der Siedetemperatur ziehen lassen. • Die Herdplatte ganz ausschalten und die Masse eine Stunde weiter ziehen lassen. • Das Öl samt Blüten durch ein Feinsieb

filtrieren und in einen Topf geben. • Nun das Wachs zugeben und erwärmen, bis es schmilzt. • Die fertige Salbe in Gläschen füllen.

Linde *(Tilia).* Wirkung: *beruhigend, wärmend, abschwellend, entspannend, krampflösend, entzündungshemmend.* Wirkstoffe: *Schleimstoffe, Flavonoide, ätherische Öle, Gerbstoffe, Saponine, Farnesol.*
Malve *(Malva).* Wirkung: *feuchtigkeitsspendend, hautschützend, entzündungshemmend, juckreizstillend, zusammenziehend.* Wirkstoffe: *Schleimstoffe, Anthocyane, Flavonoide, Gerbstoffe, Saponine.*

Haltbarkeit: *6 Monate, mit Muttermilch gemischt sofort anwenden*

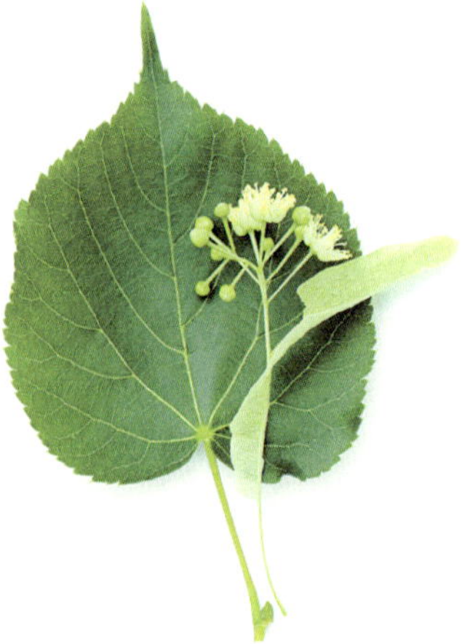

~ QUITTEN-HEILSALBE ~

Bei Brandwunden, Wundliegen, Hämorrhoiden oder Vaginaltrockenheit hilft diese Quitten-Heilsalbe, Beschwerden zu lindern und die Regeneration der Haut zu beschleunigen. Arzneien aus Quitte wurden bereits in der Antike angewendet. Die Quitten-Heilsalbe ist sowohl gesundheitsfördernd als auch ein Schönheitselixier.

Quittenöl

1 Quitte, 300 ml Sonnenblumenöl (geruchsneutral)

• Öl in einen beschichteten Topf füllen und die Quitte hineinraspeln. • Kerngehäuse raspeln oder zerkleinern, Quittenkerne herauslösen und dem Öl zugeben. • Quitte und Öl erhitzen, einmal aufkochen lassen und unter der Siedetemperatur 1 Stunde ziehen lassen. • Herdplatte ausschalten, Topf zudecken und über Nacht stehen lassen. • Am nächsten Tag erneut einmal aufkochen lassen und ½ Stunde unter der Siedetemperatur ziehen lassen. Am dritten Tag die Prozedur wiederholen. • Das Öl filtrieren und in eine Flasche füllen. Kühl und dunkel lagern.

Quittensalbe

100 g Quittenöl, 10 g Bienenwachs

• Wachs und Quittenöl in einem Topf erwärmen. • Sobald das Wachs geschmolzen ist, die Salbe in ein Glas füllen. • Kalt stellen.

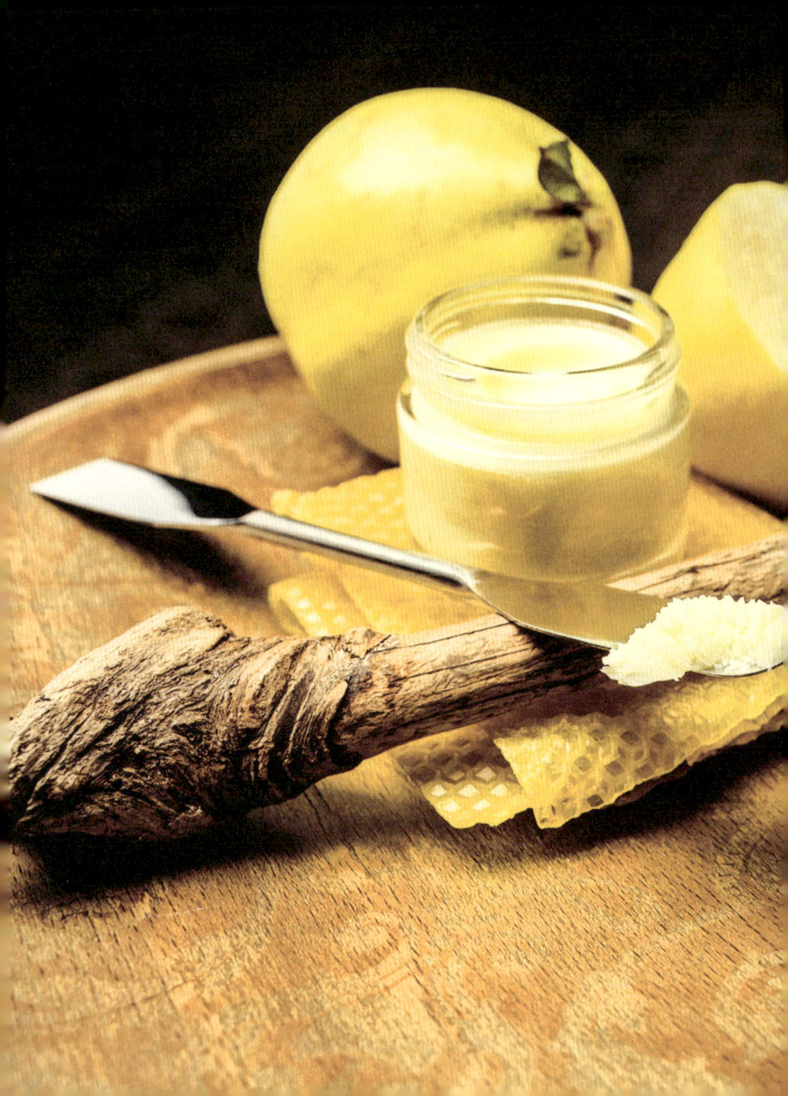

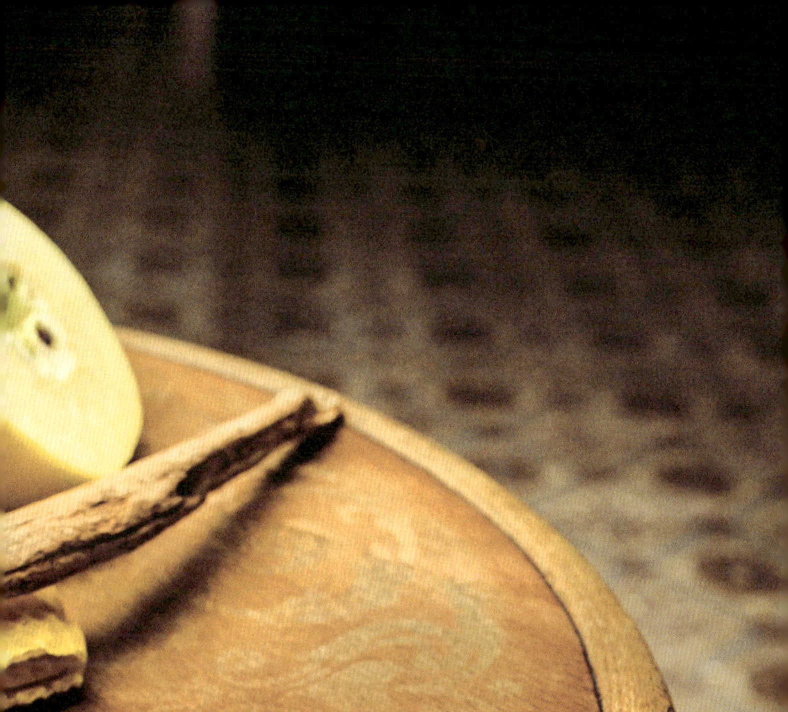

Quitte *(Cydonia oblonga).* **Wirkung:** *entzündungshemmend, erweichend, wundheilend, zusammenziehend, entgiftend.* **Wirkstoffe:** *Pektin, Gerb- und Schleimstoffe, Ester, Vitamin C, Amygdalin.*

Haltbarkeit: *6 Monate*

~ ROSENBLÜTEN-ARZNEI ~

Die Rose duftet nicht nur betörend, sie ist auch eine wirksame Heilpflanze. »*Die Rose ist auch gut zu Tränken und Salben und zu allen Heilmitteln, wenn sie ihnen beigefügt wird; und sie sind umso besser, wenn ihnen etwas von der Rose beigefügt wird.*« Mit der Rose behandelte die naturheilkundige Hildegard von Bingen trübe Augen, Jähzorn und Hautgeschwüre. Die Salbe kann von Kindern und Erwachsenen verwendet werden und hilft bei Kopfschmerzen, Verspannungen, Stress und unreiner Haut.

*

1–3 duftende Rosenblütenköpfe
150 g Sheabutter

• Sheabutter in einem Topf zum Schmelzen bringen. • Rosenblüten abzupfen und in den Topf geben. • Mit einem Pürierstab zerkleinern. • Einmal aufkochen lassen, Temperatur reduzieren und ½ Stunde unter der Siedetemperatur ziehen lassen. • Eine weitere Stunde stehen lassen, danach die Salbe abseihen. • Die fertige Salbe in Tiegel füllen.

Rose ***(Rosa).*** Wirkung: *desinfizierend, zusammenziehend, entspannend, schmerzstillend, kühlend, abschwellend, entzündungshemmend, blutstillend.* Wirkstoffe: *ätherische Öle, Gerbstoffe.*

Haltbarkeit: *6 Monate*

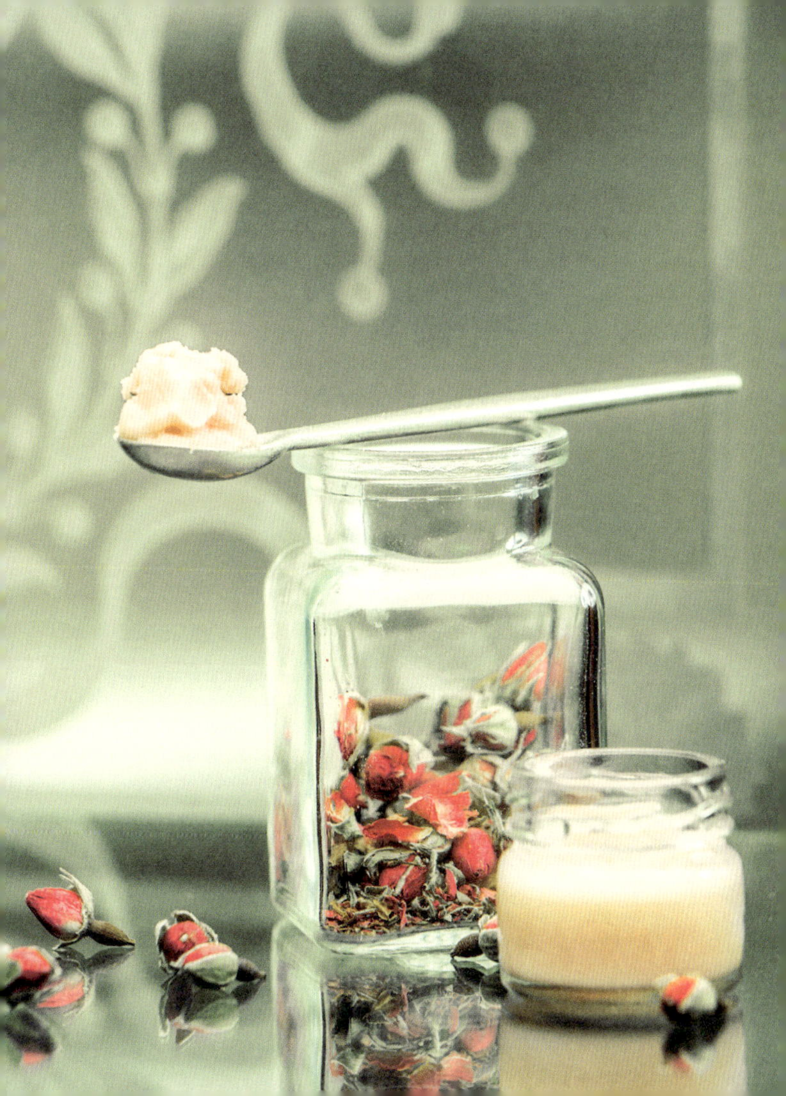

~ EFEUBEERENÖL-HEILSALBE ~

Alle kennen ihn, doch seine Heilwirkung ist weitgehend unbekannt. Heilsalben mit Efeu wirken hautstraffend, durchblutungsfördernd, hautglättend, wundheilend, desinfizierend, entzündungshemmend und erweichend. Efeu verfügt über einen besonderen Wirkstoff: Hederin, eine »Geheimwaffe« gegen unerwünschte Hautdellen.

Efeubeerenöl

1 Handvoll Efeubeeren und Efeublätter

500 ml Olivenöl

• Beeren und Blätter klein schneiden oder mörsern. • In eine Flasche füllen und mit Olivenöl bedecken. • 1–2 Wochen stehen lassen, immer wieder schütteln. • Das Öl abseihen und in eine Flasche füllen. • Als Cellulite-Öl verwenden und sanft in die Haut einmassieren.

Efeusalbe

100 ml Efeubeerenöl

20 g Bienenwachs

• Öl und Wachs in einem Topf erwärmen, bis das Wachs schmilzt.
• Die fertige Salbe in Gläschen füllen.

Efeu *(Hedera helix).* **Wirkung:** *desinfizierend, wundheilend, entzündungshemmend, kühlend, zusammenziehend, gewebsstraffend.* **Wirkstoffe:** *Saponine, Hederin, Schleimstoffe, Harze, Falcarinol.*

Haltbarkeit: *6 Monate*

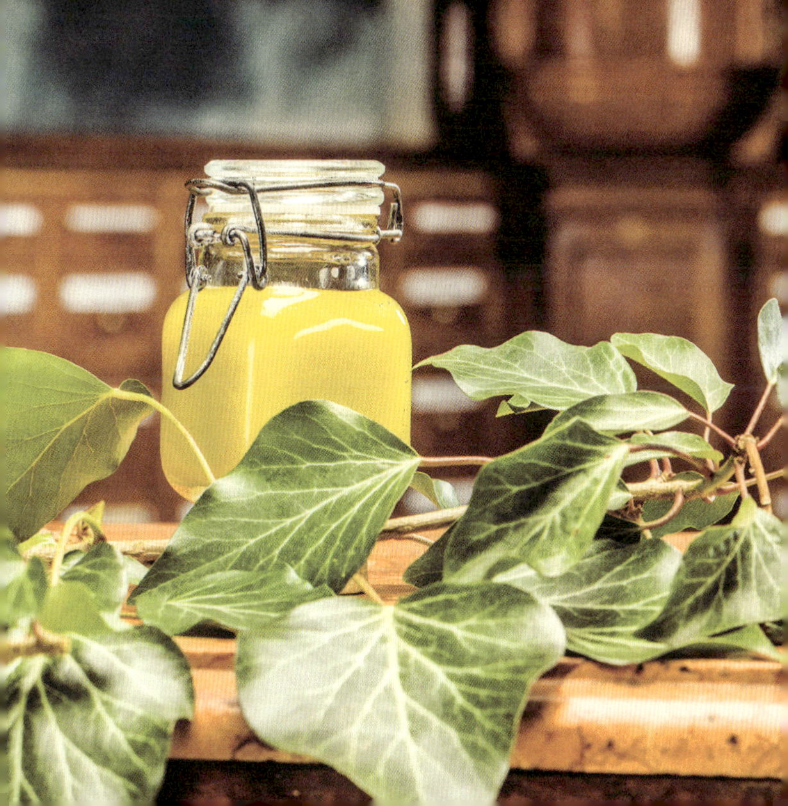

~ SCHMERZSTILLENDE BILSENKRAUTSALBE ~

Bilsenkraut ist eine magische Pflanze, die fixer Bestandteil der Flug- und Hexensalben war. In der Volksmedizin wurden mit der grünen Bilsenkrautsalbe Schmerzen, Verspannungen, Krämpfe, Verrenkungen und Risse behandelt.

*

1–3 Triebspitzen Bilsenkraut mit Blüten oder grünen Früchten
200 ml Öl, Ghee oder Schmalz, 15 g Bienenwachs

• Bilsenkraut in kleine Stücke schneiden und gemeinsam mit dem Öl in einen Topf geben • Zum Kochen bringen, Temperatur reduzieren und ½ Stunde unter der Siedetemperatur ziehen lassen. • Herdplatte ausschalten und eine Stunde weiter ziehen lassen. • Das Öl durch ein Feinsieb filtrieren und in einen Topf geben. • Wachs zugeben und erwärmen, bis es schmilzt. • Die fertige Salbe in Gläschen füllen.

Bilsenkraut *(Hyoscyamus)*. Wirkstoffe: *Alkaloide, v.a. Hyoscyamin, Scopolamin.* Wirkung: *entspannend, aphrodisierend, entkrampfend, schmerzstillend, berauschend.*

Bitte beachten: Bilsenkraut kann in größeren Mengen toxisch wirken! Nur kleine Mengen verwenden!

Haltbarkeit: *1 Jahr*

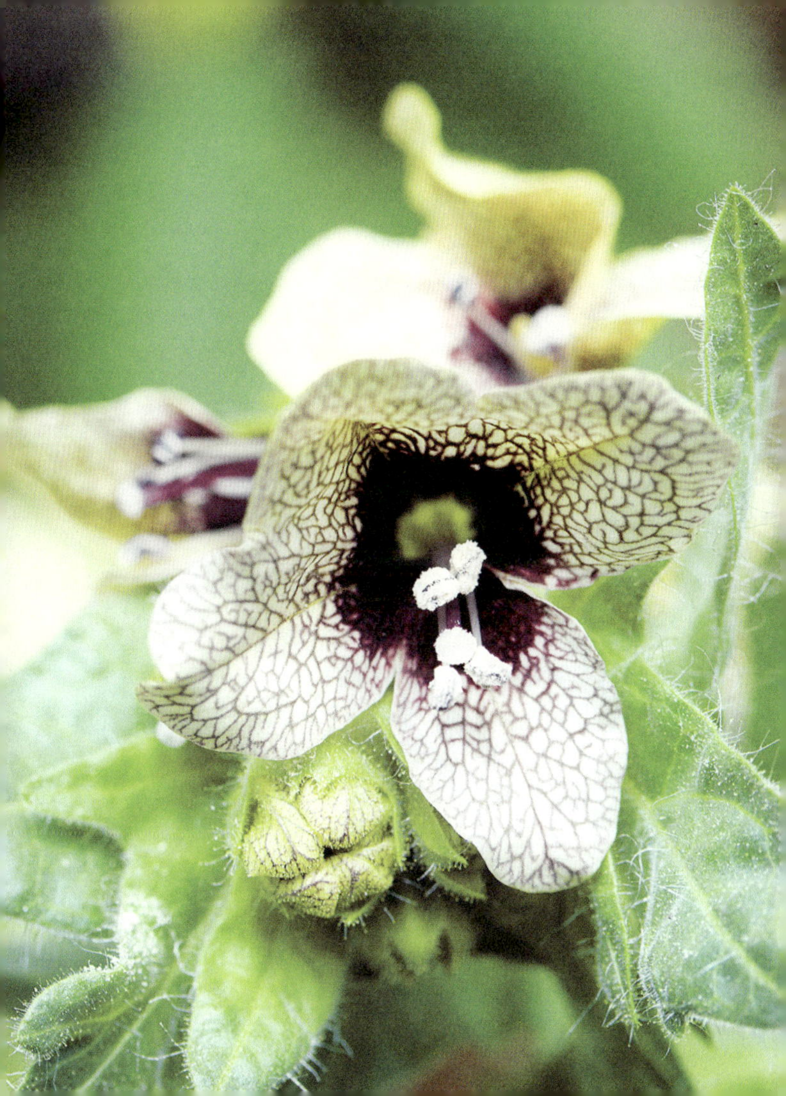

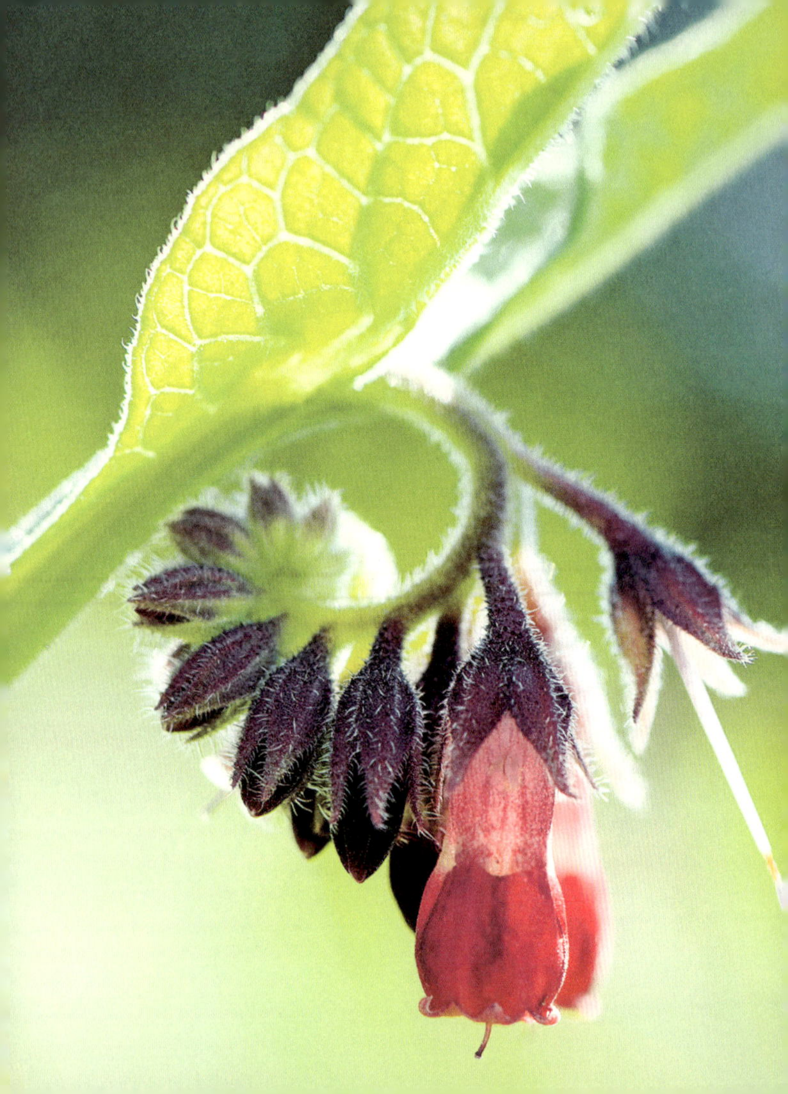

~ WALLWURZ-SCHMIERE ~

Beinwell »schmiert« die Gelenke und trägt die Wirkkraft in seinem Namen: »Bein« (Knochen) und »Wellen« (mittelhochdeutsch für wallen, zusammenwachsen). Der kräuterkundige Arzt Leonhart Fuchs empfahl im 16. Jahrhundert: »*Walwurtz (Beinwell) ist nützlich zu allerley wunden und beinbrüchen / darumb sie bey den wundärtzten in grossen ehren sol gehalten werden.*« Diese Aussage belegt die moderne Medizin auch wissenschaftlich. Die Wirkung beruht auf Allantoin, einem Stoff, der gemeinsam mit den Schleimstoffen in der Pflanze Zellwachstumsprozesse unterstützt und die Bildung neuen Gewebes anregt. Die Heilsalbe hilft bei Prellungen, Knochenbrüchen, Ödemen, Wunden, Quetschungen, Blutergüssen, Verstauchungen und Rheuma. Es können auch Narbengewebe, Hautentzündungen, Psoriasis, Schmerzen, Verbrennungen oder Wunden behandelt werden.

*

Beinwellöl

Frische Beinwellwurzeln, 250 g Olivenöl, 1 Prise Salz

• Beinwellwurzeln von Erde befreien und gut abwaschen. • Die sauberen Wurzeln mit einem Tuch abtrocknen. • Die Wurzeln in kleine Stücke schneiden oder mit einer Reibe raspeln. • In ein großes feuerfestes Einkochglas Wurzeln, Salz und die doppelte Menge Öl füllen. • Im Wasserbad oder im Backofen bei 100° 1 Stunde köcheln lassen. • Das Glas herausnehmen und 3–5 Tage bei Zimmertemperatur stehen lassen. Immer wieder schütteln. • Das Öl durch ein Feinsieb filtrieren und in eine Flasche füllen. Kühl und dunkel aufbewahren.

Beinwellsalbe

100 ml Beinwellöl, 10 g Bienenwachs

• Wachs und Beinwellöl in einem Topf erwärmen. • Sobald das Wachs geschmolzen ist, die Salbe in ein Glas füllen. • Kalt stellen, bis die Salbe fest wird.

Echter Beinwell ***(Symphytum officinale).*** Wirkung: *wundheilend, geweberegenerierend, abschwellend, schmerzlindernd, entzündungshemmend, erweichend, knochenwachstumsfördernd, blutstillend.* Wirkstoffe: *Allantoin, Cholin, Schleimstoffe, Gerbstoffe, Flavonoide, Kieselsäure, Alkaloide.*

Haltbarkeit: *3 Monate*

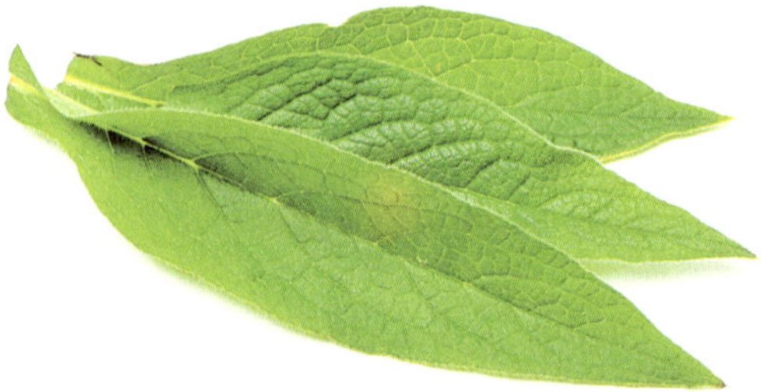

~ GERSTE-WEGERICH-HEILSALBE ~

Die Heilsalbe wirkt hautberuhigend, juckreizstillend, fördert die Regeneration beschädigter Haut und kann unterstützend bei Neurodermitis, Psoriasis, Akne, Rötungen, Hautreizungen und bei trockener, rissiger und beanspruchter Haut verwendet werden. Gerste ist eine besondere Heilpflanze, die zahlreiche gesundheitsfördernde Stoffe enthält. Als Extrakt, Bad oder Auflage lindert Gerste Hautentzündungen, reduziert Juckreiz und unterstützt den Aufbau gesunder Haut.

1 EL geschrotete Gerste
50 ml Wasser, 100 ml Hanföl, 15 g Bienenwachs
50 g intensive Wegerichsalbe (S. 60)

• Gerste im Mörser zerkleinern. • Gerste und 50 ml Wasser in ein Schraubglas füllen und über Nacht stehen lassen. • Am nächsten Tag gemeinsam mit dem Öl in einen Topf geben. • Zum Kochen bringen, Temperatur reduzieren und ½ Stunde unter der Siedetemperatur ziehen lassen. • Herdplatte ausschalten und die Masse eine weitere Stunde ziehen lassen. • Öl durch ein Feinsieb filtrieren und in einen Topf geben. • Wachs zugeben und erwärmen, bis es schmilzt. • Topf vom Herd nehmen und stehen lassen, bis die Salbe lauwarm ist und beginnt fest zu werden. • Wegerichsalbe zugeben und mit der Gerstensalbe homogen vermischen. • Die fertige Salbe in Gläschen füllen.

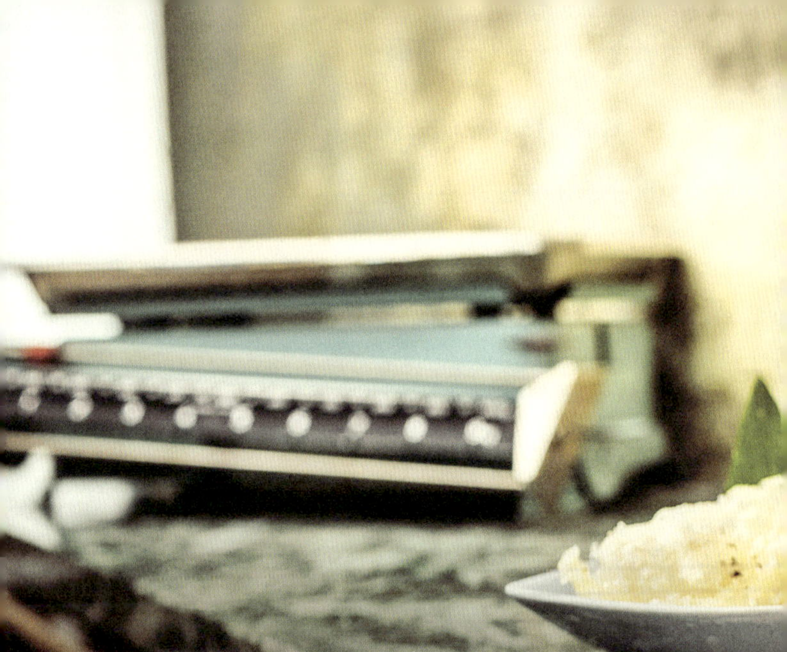

Gerste *(Hordeum vulgare).* **Wirkung:** *hautberuhigend, entzündungshemmend, juckreizstillend, nervenstärkend, zusammenziehend.* **Wirkstoffe:** *Schleimstoffe, B-Vitamine, Aminosäuren, Mineralstoffe, Flavonoide, Saponine.*
Hanföl *(Cannabis sativa).* **Wirkung:** *antioxidativ, erweichend, elastizitätsfördernd, wundheilend, antientzündlich, hautberuhigend.* **Wirkstoffe:** *ungesättigte Fettsäuren, Linolsäure, Vitamine A, B, E.*

Haltbarkeit: *1–2 Monate*

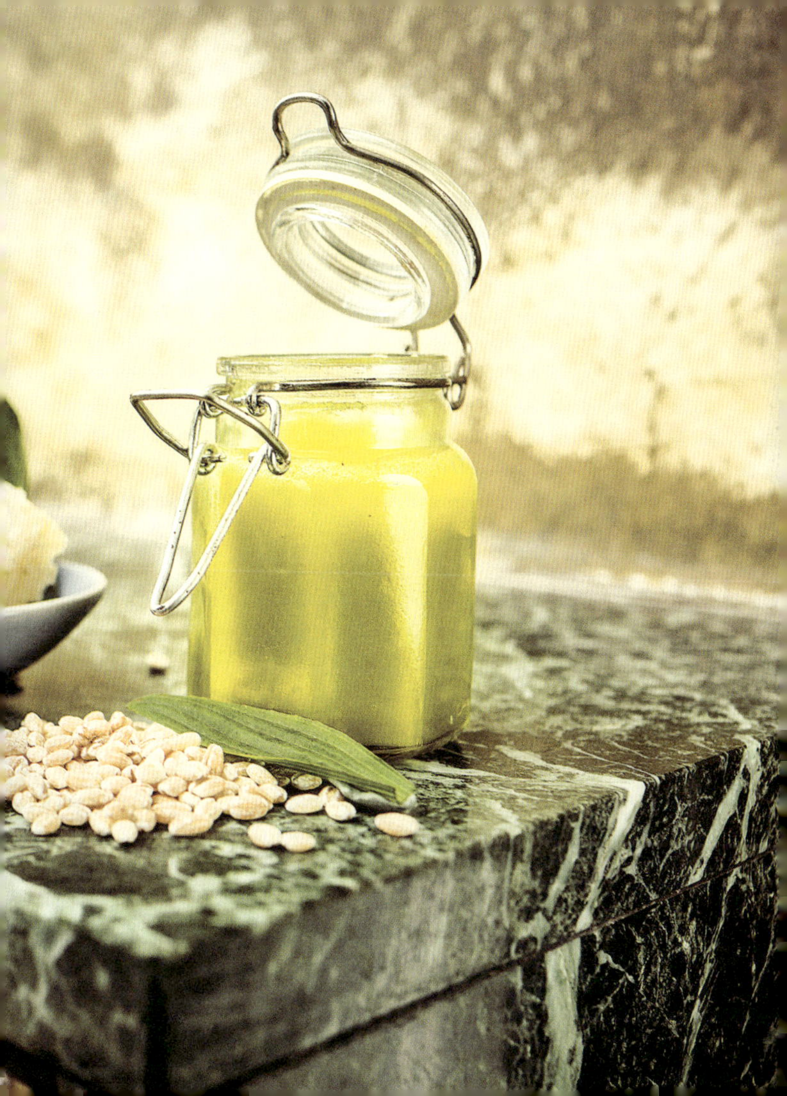

~ NOTFALLSALBE MIT WEGERICH ~

»Wie mit Goldfäden näht der Wegerich den klaffenden Riss zu und wie an Gold nie Rost ansetzt, so flieht dem Spitzwegerich jede Fäulnis.« Mit dieser nahezu magischen Wirkung beschrieb der naturheilkundige Sebastian Kneipp den Wegerich. Als wirksame Notfallsalbe hilft Wegerich Blutungen, Hautekzeme, Verletzungen, Hämorrhoiden und Entzündungen schneller zu heilen. Besonders wirksam beruhigt die Heilsalbe Juckreiz, Schwellungen und Brennen nach Insektenstichen. Wegerich verdankt seine Wirkung Aucubin, einem Stoff mit antibiotischen, pilzhemmenden und antientzündlichen Eigenschaften. Die Heilsalbe kann mit allen Wegericharten wie Spitzwegerich, Breitwegerich oder Mittelwegerich zubereitet werden.

*

1 Handvoll frische Wegerichblätter
250 ml Olivenöl , ¼ TL Salz , 20 g Bienenwachs

• Wegerichblätter waschen, mit einem Küchentuch trocken tupfen und in Stücke schneiden. • Die halbe Blättermenge mit dem Öl in einen Topf geben. • Wegerichblätter mit dem Pürierstab zerkleinern. • Alles zum Kochen bringen, Temperatur reduzieren und 1 Stunde unter der Siedetemperatur ziehen lassen. • Das Öl abkühlen lassen und filtrieren. • Den restlichen Wegerich und Salz zugeben und mit dem Pürierstab zerkleinern. • 1 Stunde stehen lassen, danach das Öl durch ein feines Sieb filtrieren. • Wachs in einen Topf geben, schmelzen lassen und vom Herd nehmen.

• Das Öl mit einem dünnen Strahl einarbeiten und dabei zügig umrühren, bis sich Öl und Wachs homogen vermischen. • Die fertige Salbe in Gläschen füllen.

Wegerich ***(Plantago).*** Wirkung: *wundheilend, pilzhemmend, antibakteriell, juckreizberuhigend, blutstillend, hautregenerierend, zusammenziehend, reizmildernd, entzündungshemmend, erweichend, kühlend.* Wirkstoffe: *Aucubin, Saponine, Schleimstoffe, Gerbstoffe, Kieselsäure, Vitamine.*

Haltbarkeit: *1–2 Monate*

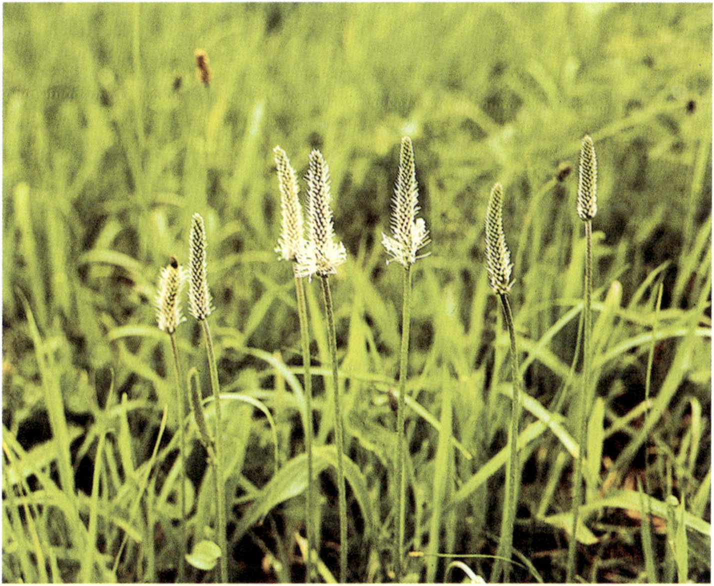

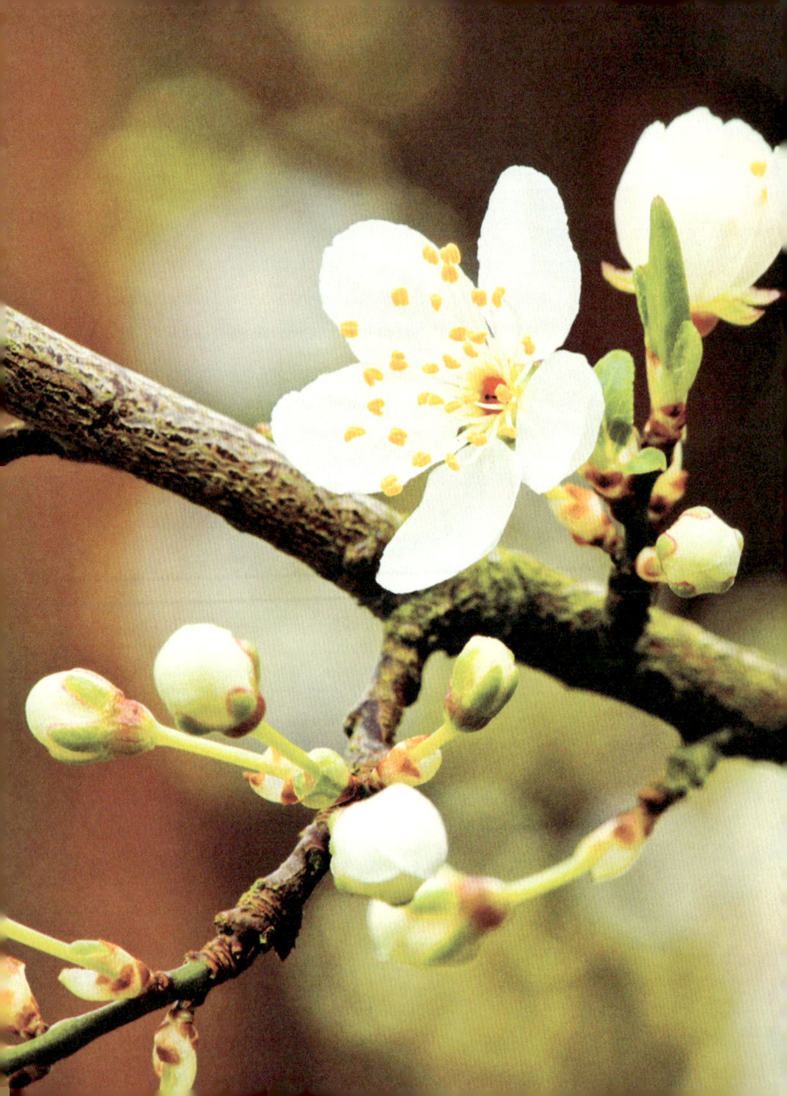

~ KIRSCHBAUM-RINDENSALBE ~

Diese Heilsalbe aus Kirschbaumrinde unterstützt die natürliche Hautregeneration, fördert die Wundheilung, wirkt abschwellend, entzündungshemmend, blutstillend, desinfizierend und hautberuhigend. Sie kann bei Verbrennungen, Hautverletzungen, Entzündungen und Hautirritationen angewendet werden. Der Kirschbaum ist heute ein in Vergessenheit geratener Heilbaum. Kirschbaumrinde hat gute antientzündliche Eigenschaften, enthält keimtötende, desinfizierende, fiebersenkende, wundheilende Wirkstoffe und fördert die Regeneration verletzter Haut. In der Medizin der Indianer Nordamerikas wurden mit Extrakten aus Kirschbaum offene Wunden, Hautgeschwüre, Hautinfektionen, Furunkeln oder Hautpilze behandelt. Das Kirschgummi, ein bei Verletzungen des Baumes aus der Rinde fließendes Sekret, ist ein wirksames Naturpflaster und kann bei Verbrennungen, Irritationen und Verletzungen der Haut aufgetragen werden.

*

1 Kirschzweig (ca. 50 cm lang)
½ TL Kirschgummi, 100 g Wasser, 200 ml Öl
1 Prise Salz, 20 g Bienenwachs

• Kirschgummi im Mörser pulverisieren. • Kirschbaumrinde mit einem scharfen Messer abziehen und in kleine Stücke schneiden. • Kirschgummi, Rinde, Salz und Wasser in ein Schraubglas füllen und über Nacht stehen lassen. • Am nächsten Tag mit dem Öl in einen Topf geben und zum Kochen bringen. • Einmal aufkochen lassen, Temperatur reduzieren und unter der Siedetemperatur eine Stunde ziehen lassen. • Öl durch ein Feinsieb filtrieren und in einen Topf geben. • Wachs zugeben und erwärmen, bis es schmilzt. • Mit dem Pürierstab glatt rühren und die fertige Salbe in Gläschen füllen.

Kirschbaum ***(Prunus avium).*** Wirkstoffe: *Gerbstoffe, Amygdalin, Allantoin, Salicyl.* Wirkung: *zusammenziehend, fiebersenkend, desinfizierend, antibiotisch, wundheilend, hautschützend.*

Haltbarkeit: *1–3 Monate*

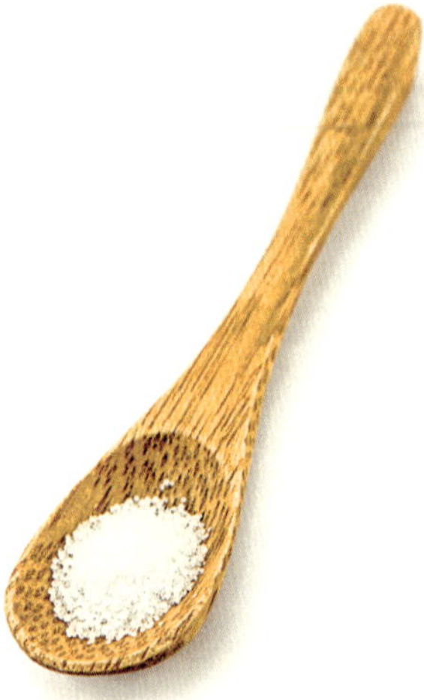

~ BRATAPFEL-SCHUTZSALBE ~

Die Ingredienzien dieses Balsams lesen sich wie eine Speisekarte, dennoch handelt es sich um eine wohltuende Salbe. Der Apfel enthält Fruchtsäure, Pektine und zahlreiche Vitamine und regt damit die Zellerneuerung an. Walnüsse und Rosinen enthalten hautberuhigende Stoffe, Zimt und Muskat sind antibiotisch und stimmungsaufhellend. Die Kakaobutter macht die Haut weich und geschmeidig und fördert die Hautelastizität. Die Salbe kann bei trockener, rissiger, spröder Haut, Kopfschmerzen, kleinen Schnitten und Hautverletzungen angewendet werden.

*

1 Apfel, je ¼ TL Zimt und Muskat, pulverisiert
1 TL Rosinen, 3 Walnüsse, 1 EL Rum, ½ TL Honig
100 g Kakaobutter, 100 ml Sonnenblumenöl

• Rosinen und Walnüsse klein hacken, in eine Tasse geben und mit dem Honig und Rum übergießen. Gut vermengen und 1 Stunde ziehen lassen. • Apfel in kleine Stücke schneiden, mit Öl vermischen und in einen Topf geben. • Ein paar Minuten anrösten lassen, danach die Temperatur reduzieren und die eingeweichten Rosinen und Walnüsse zugeben. • Kakaobutter zufügen und schmelzen lassen. Balsam eine ½ Stunde auf kleinster Stufe ziehen lassen, immer wieder umrühren. • Herdplatte ausschalten, Gewürze zugeben und weitere 5 Minuten ziehen lassen. • Balsam durch ein Feinsieb filtrieren. • In saubere Gläschen füllen und kalt stellen.

Tipp: Den Salbenrückstand aus Äpfeln, Walnüssen und Rosinen in eine Schale füllen, etwas Honig, Schokoladesauce oder kleine Marzipanstücke zugeben und warm genießen.

Haltbarkeit: *6 Monate*

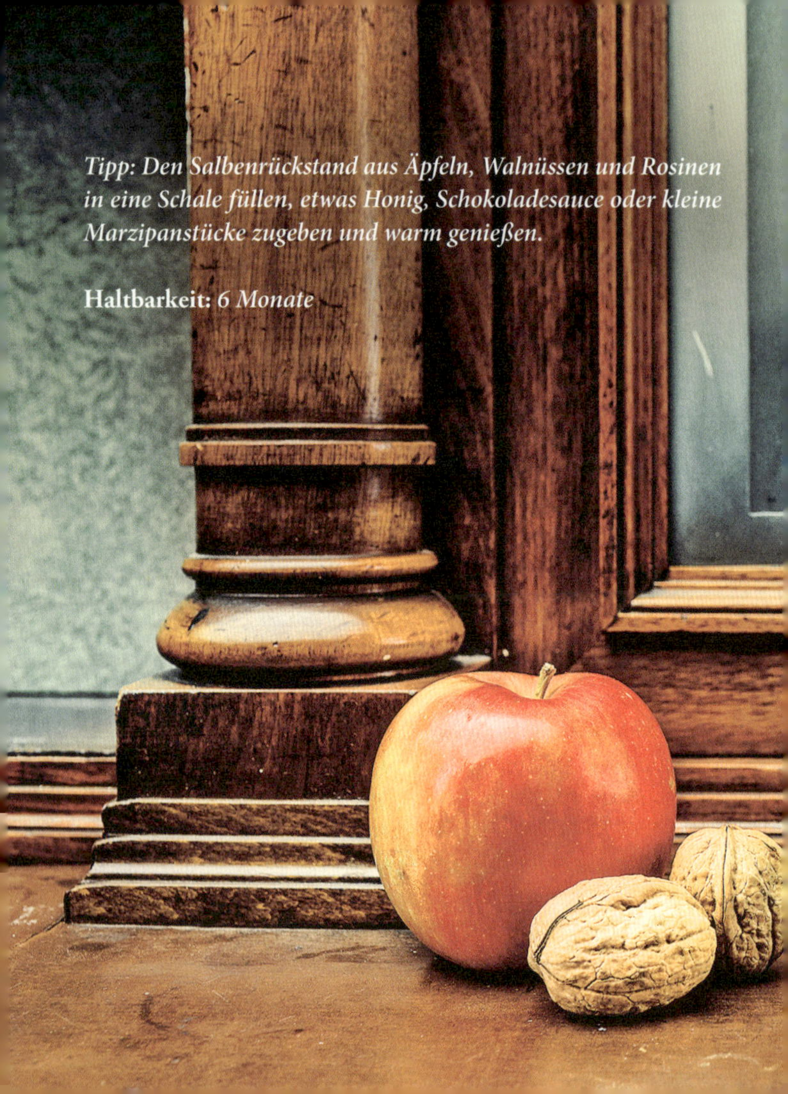

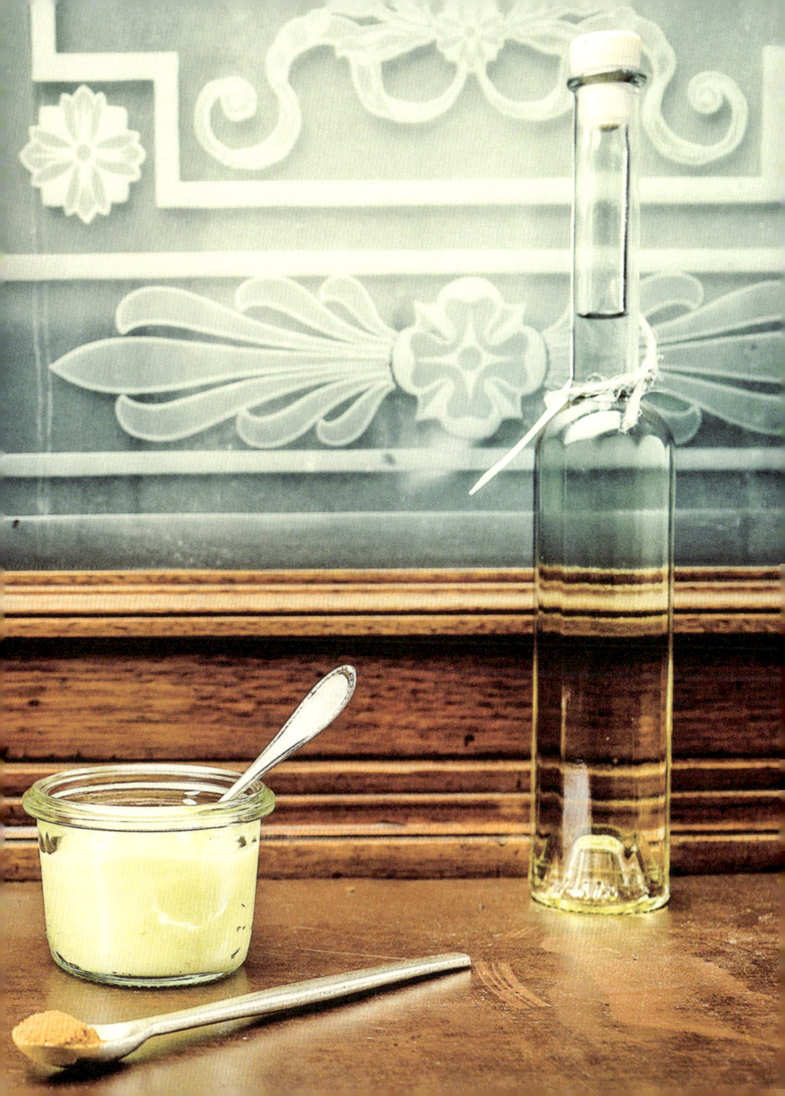

~ HAUSWURZSALBE DER PHILIPPINE WELSER ~

In der Volksmedizin des Mittelalters galten die Heilkräfte der Hauswurz als nahezu magisch. Angewendet wurde sie bei Brandverletzungen, Blutungen, Wunden, Hautgeschwüren, Fieber, Quetschungen, Warzen oder Tumoren. 1545 überlieferte die pharmaziekundige Frau des Landesfürsten von Tirol, Philippine Welser, die Rezeptur einer Hauswurzsalbe: *»Hauswurz dick einkochen, Arnikasaft dazugeben, ganz wenig Harz und etwas Schweineschmalz zuletzt mitkochen, vom Feuer ziehen und solange verrühren, bis alles kalt und steif ist. Die Salbe ist sehr gut bei Verletzungen und frischen Wunden.«*

*

1 Tasse klein geschnittene Hauswurzblätter
1 Tasse Wasser, 3 EL Arnikasaft, 1 EL Lärchenpech
1–2 EL Fett (Sheabutter, Schmalz) oder Basissalbe

• Hauswurzblätter und Wasser im Mörser oder im Mixer zerkleinern. • Saft durch ein Tuch gut auspressen und mit einem Topf auffangen. • Den Hauswurzsaft zum Kochen bringen und auf die Hälfte einreduzieren lassen. • Herdplatte ausschalten. Arnikasaft, Lärchenpech und Fett hinzugeben. • Gut umrühren, bis sich alle Zutaten verbinden. • Topf in ein Eisbad stellen und zügig umrühren, bis die Salbe fester wird. • Die fertige Salbe in einen Tiegel füllen. Kühl und dunkel aufbewahren.

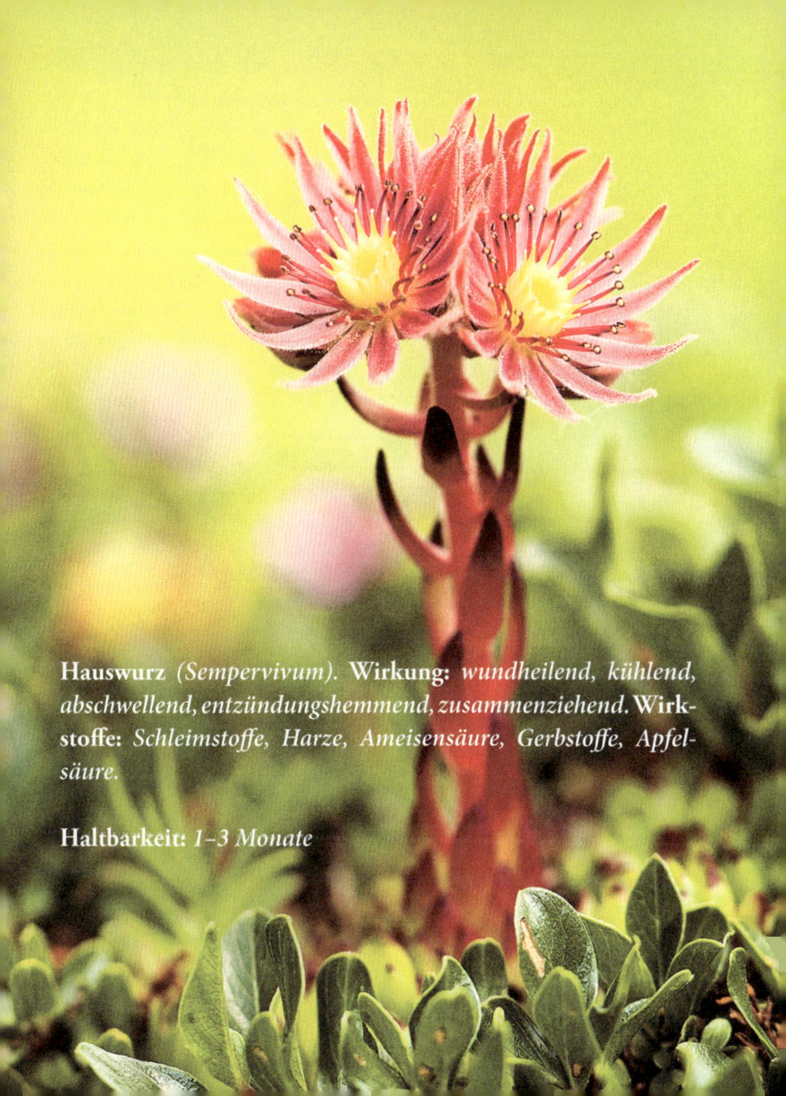

Hauswurz *(Sempervivum).* **Wirkung:** *wundheilend, kühlend, abschwellend, entzündungshemmend, zusammenziehend.* **Wirkstoffe:** *Schleimstoffe, Harze, Ameisensäure, Gerbstoffe, Apfelsäure.*

Haltbarkeit: *1–3 Monate*

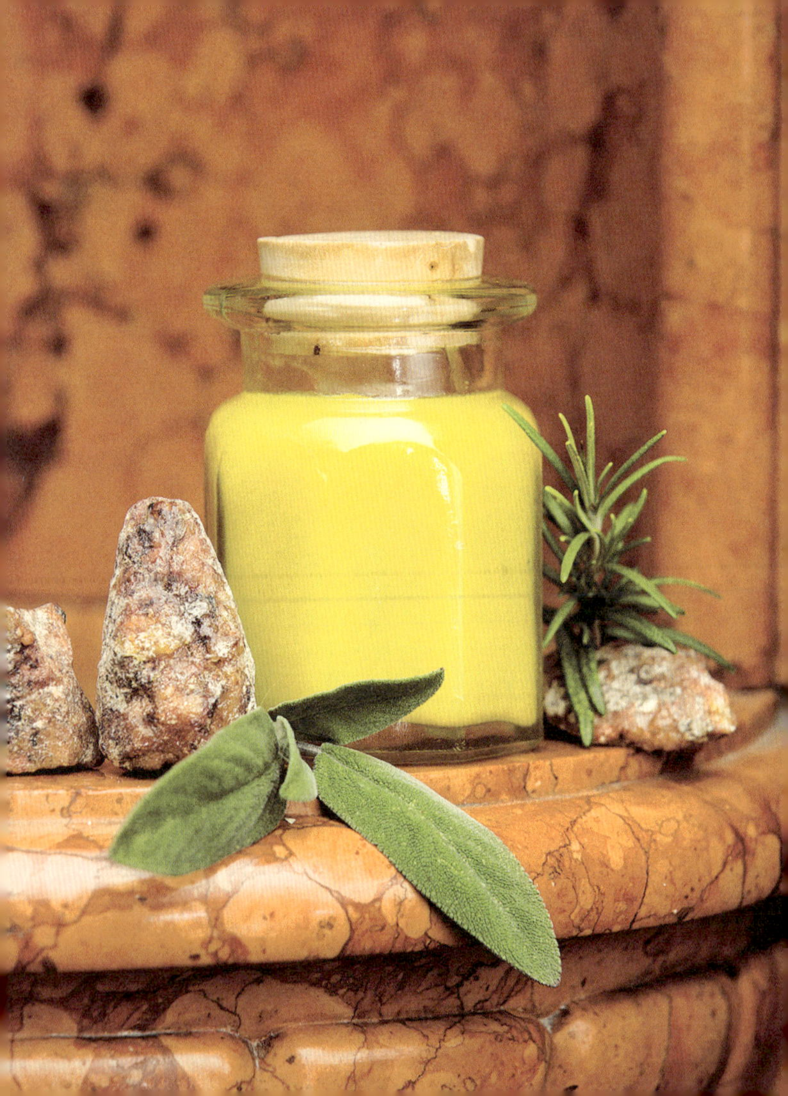

~ LÄRCHENPECHSALBE AUS WALD UND WIESE ~

Harze sind das kraftvolle Blut der Bäume und haben eine durchblutungsfördernde, schmerzlindernde, entzündungshemmende, wärmende und herausziehende Wirkung. Besonders geschätzt wurde im Alpenraum das Lärchenpech, das flüssige Harz der Lärche. Es ist häufiger Bestandteil volksmedizinischer Salben, vor allem der Zugsalben, mit denen Eiterungen, Entzündungen oder Späne herausgezogen wurden. Alternativ zum Lärchenpech können Harze von Nadelbäumen wie Tanne, Fichte oder Kiefer verwendet werden.

*

150 g Lärchenpech, 300 ml Öl, 1 Tasse heilsame Wald- und Wiesenkräuter (z.B. Nadelbaumspitzen, Hirtentäschel, Wegerich), 20 g Bienenwachs

• Kräuter klein schneiden. • Harz im Mörser pulverisieren. • Kräuter, Öl und Harz in einem beschichteten Topf langsam erhitzen. • Immer wieder umrühren und unter der Siedetemperatur ziehen lassen. Nicht kochen. • So lange am Herd lassen, bis das Harz vollständig geschmolzen ist. Immer wieder umrühren. • Topf an einem warmen Ort über Nacht stehen lassen. • Am nächsten Tag die Salbe erwärmen und durch ein Feinsieb filtrieren. • Wachs zugeben, erwärmen, bis es schmilzt, und die fertige Salbe in Gläschen füllen.

Lärchenpech. Wirkung: *antibiotisch, pilzhemmend, wundheilend, herausziehend, entzündungshemmend, durchblutungsfördernd, wärmend, schmerzlindernd.* Wirkstoffe: *ätherische Öle, Pinene, Harzsäuren, Bitterstoffe.*

Haltbarkeit: *1 Jahr*

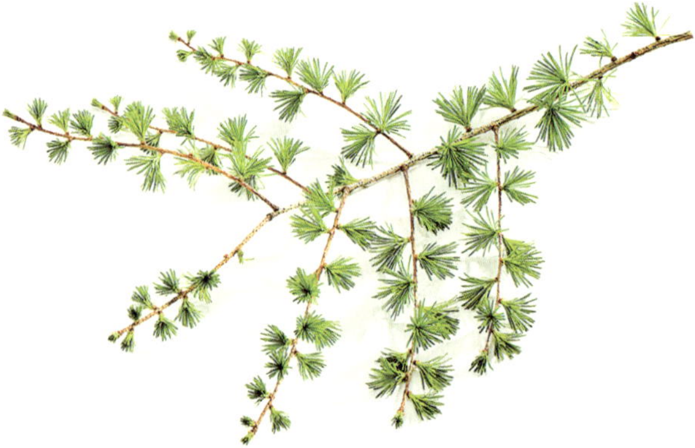

~ MOOS-TANNE-HEILSALBE ~

Moos wächst oft an feuchten Orten in der Natur in Symbiose mit Nadelbäumen. Es enthält pilzhemmende, antibiotische und desinfizierende Wirkstoffe. Als Heilpflanze sind Moose zu unrecht in Vergessenheit geraten. Sie wirken entzündungshemmend, wundheilend und hautregenerierend und können zur Behandlung von Ekzemen und Hautkrankheiten wie Neurodermitis, Psoriasis, Akne sowie bei allergischen Reaktionen angewendet werden. Naturheilkundige können alle heimischen Moosarten wie Laubmoos, Torfmoos oder Lebermoos verwenden. Die Tanne ist, wie alle Nadelbäume, eine wichtige Heilpflanze. Hildegard von Bingen attestierte der Tanne große Kräfte und setzte sie bei Kopfschmerzen und Gicht ein. Die Moos-Tanne-Heilsalbe kann bei Wunden, Akne, Ekzemen und Insektenstichen angewendet werden. Ebenfalls hilft sie bei Verspannungen, Muskelschmerzen, Zerrungen und Verrenkungen.

½ Tasse frisches Moos (nur die grünen Spitzen)
100 g frische Tannenspitzen, 2 Tassen Ghee (siehe S. 77)
10 g Bienenwachs

• Ghee in einem Topf erwärmen. • Moos und Tanne zugeben und mit dem Pürierstab mixen. • Zum Kochen bringen, Temperatur reduzieren und 1 Stunde unter der Siedetemperatur ziehen lassen.
• Abkühlen lassen und die Pflanzenteile durch ein Sieb abseihen.
• Ghee und Wachs in einem Topf erwärmen, bis das Wachs schmilzt.
• Die fertige Moos-Tanne-Heilsalbe in Gläschen füllen.

Tanne *(Abies).* **Wirkung:** *antibakteriell, zusammenziehend, kühlend, straffend, entzündungshemmend.* **Wirkstoffe:** *ätherische Öle, Picein, Gerbstoffe, Terpentinöl.*

Moose (alle Arten). Wirkung: *antibiotisch, pilzhemmend, desinfizierend, antimikrobiell, wundheilend.* **Wirkstoffe:** *Flavonoide, Terpene, Phenole, Gerbstoffe.*

Haltbarkeit: *1 Jahr*

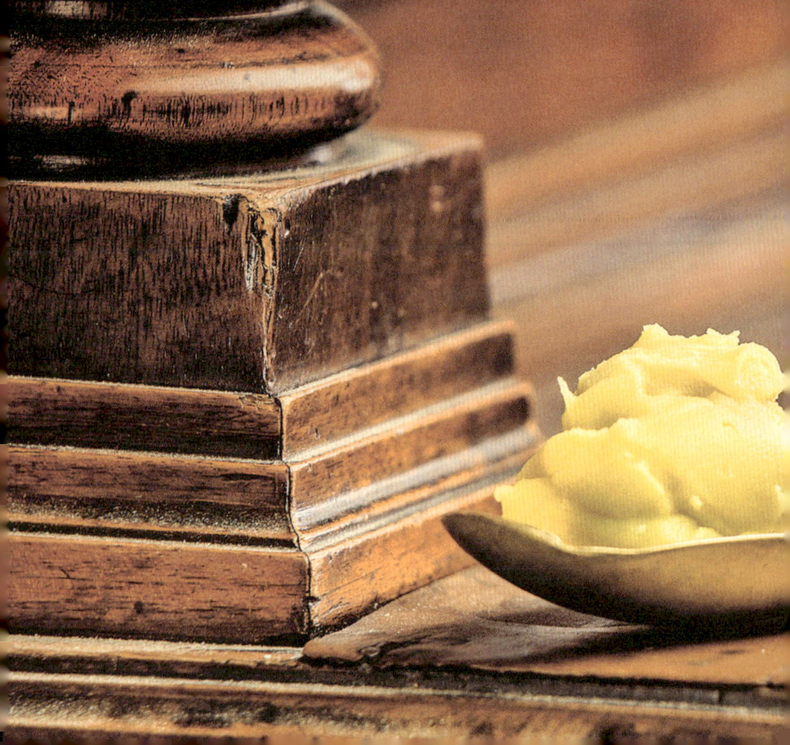

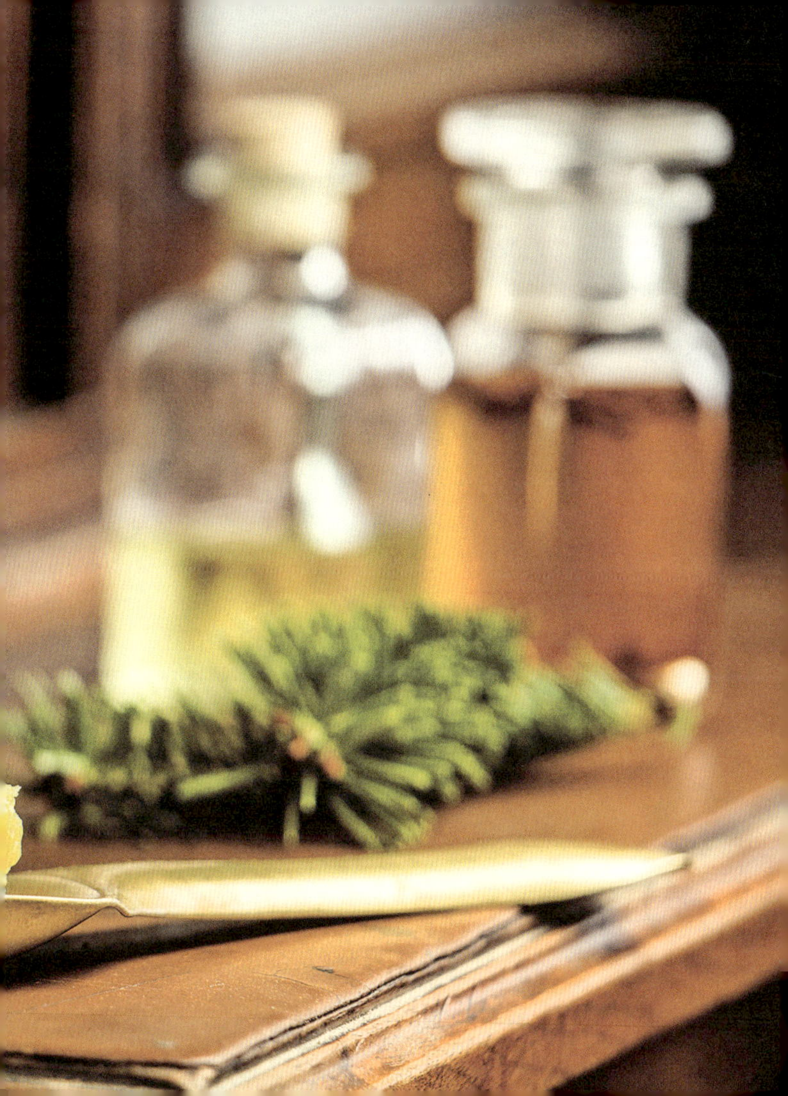

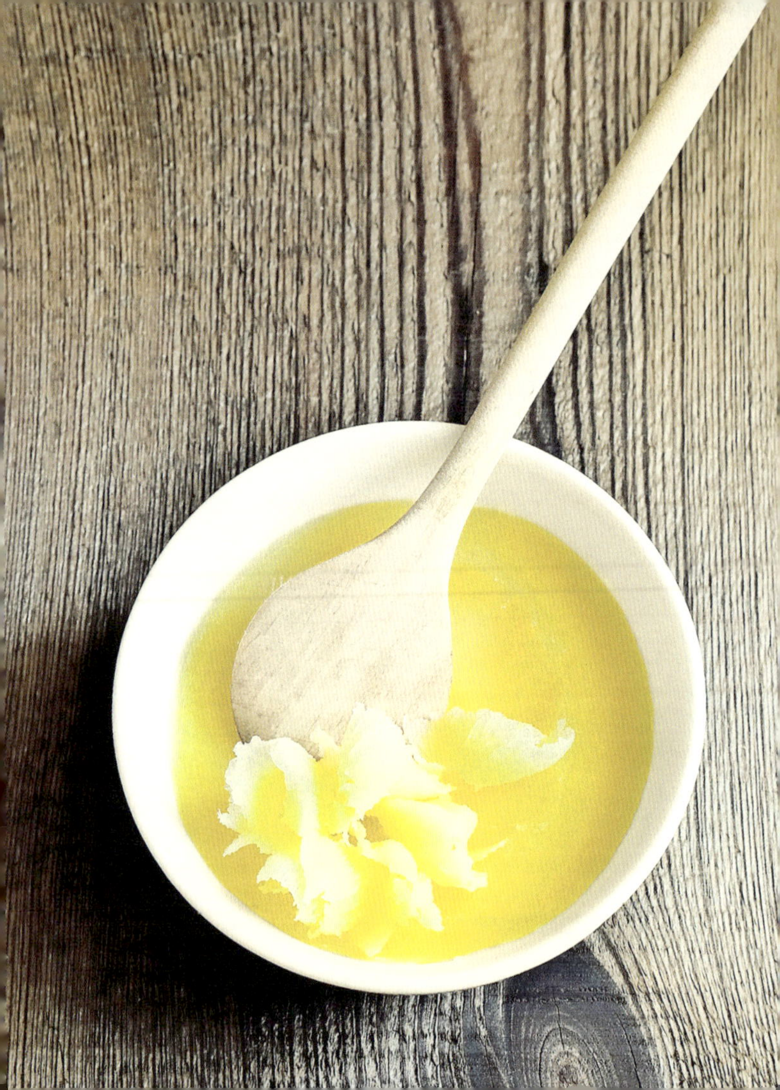

~ BASISZUBEREITUNGEN ~

Basissalbe

100 ml Öl, 10 g Bienenwachs

• Öl und Wachs in einem Topf zum Schmelzen bringen. • Salbe in Gläschen füllen.

Ghee/Geklärte Butter

Butter wurde in der Volksmedizin traditionell für ihre wärmende, schmerzstillende, wundheilende und hautregenerierende Wirkung verwendet. Sie wird seit Tausenden von Jahren weltweit zu Heilzwecken eingesetzt. Hier ist zu vermerken, dass für Heilzwecke nur Butter von nicht gestressten Tieren (aus der biologischen, artgerechten Landwirtschaft) verwendet werden soll.

1 kg Butter

• Butter in einem Topf erhitzen und zum Kochen bringen. • Köcheln lassen, bis der Schaum zu stocken beginnt, danach die Temperatur etwas reduzieren. • Weiter köcheln lassen, bis sich das Fett klärt und der Topfboden zu sehen ist. • Abdrehen und 1 Stunde stehen lassen. • Durch ein Feinsieb filtrieren und in Gläser füllen. Ergibt ca. 700 g Ghee.

BEZUGSQUELLEN

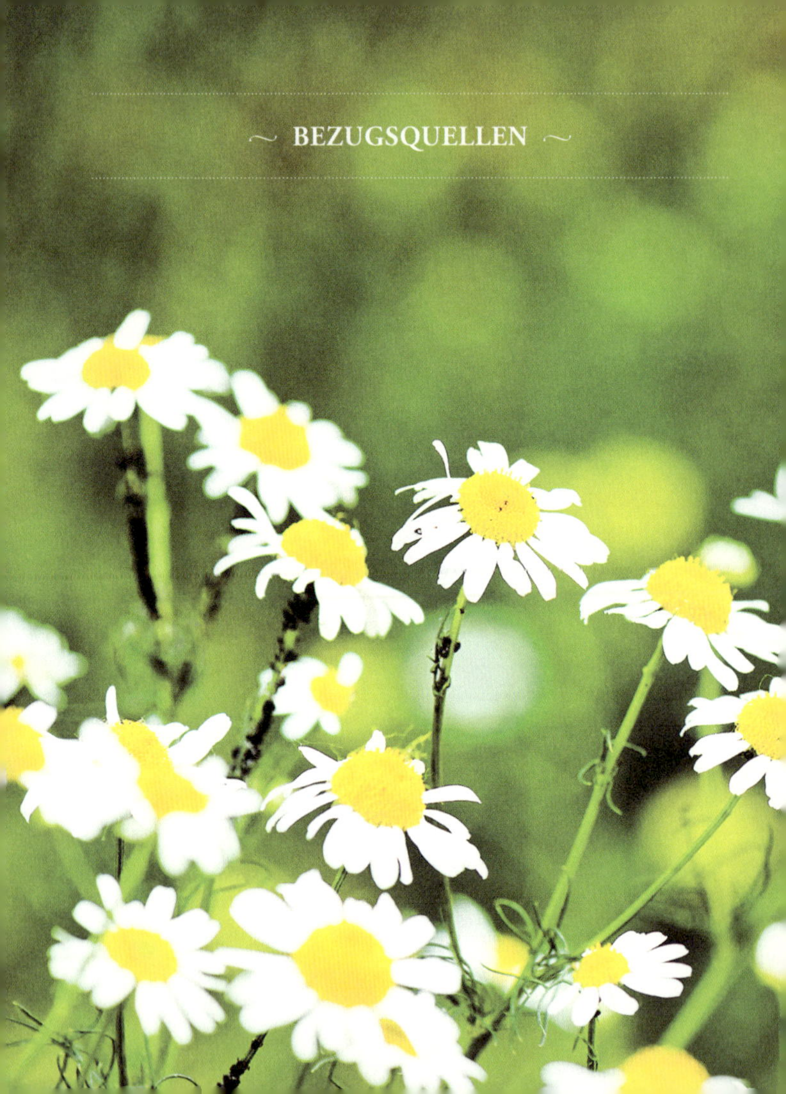

Alle Zutaten für die Salbenherstellung können im Bioladen, im Supermarkt, in der Apotheke oder bei lokalen Produzenten gekauft werden.
Die Heilpflanzen können im eigenen Garten oder an sauberen Plätzen in der Natur gesammelt werden.

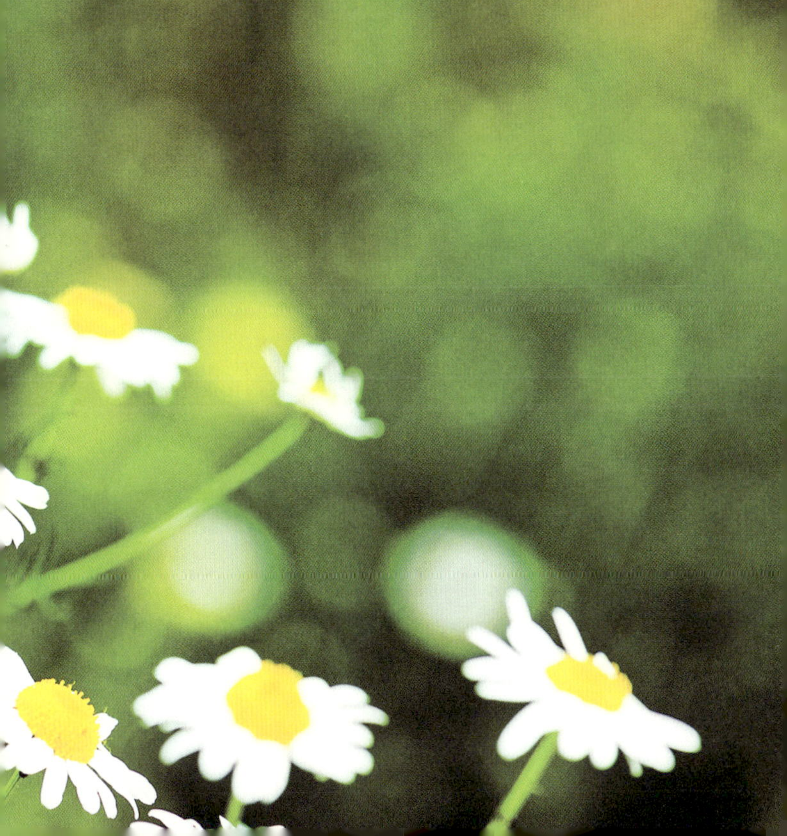

~ ÜBER DIE AUTORIN ~

Gabriela Nedoma ist Expertin für Traditionelle Europäische Medizin (TEM), moderne Heilpflanzenkunde (New Herbal Medicine) und Grüne Kosmetik. Sie gründete die Online-Akademie Natura Medica und spezialisiert sich auf Themen rund um Arzneipflanzen, Naturapotheke, Hildegard von Bingen, Frauengesundheit, Oxymel, Apitherapie und mehr. Als Autorin veröffentlichte sie zahlreiche Bücher, darunter *Traditionelle Hautmedizin, Vergessene Heiltinkturen, Hildegard von Bingen* und *Das große Buch vom Oxymel. Medizin aus Honig und Essig.* www.gabriela-nedoma.at

MIX
Papier | Fördert gute Waldnutzung
FSC® C022357
www.fsc.org

PRINTED IN AUSTRIA
202425008

 Satz aus der Adobe Garamond Pro, der Minion Pro sowie der Myriad Pro. · Medieninhaber, Verleger und Herausgeber: Red Bull Media House GmbH · Oberst-Lepperdinger-Straße 11–15 · 5071 Wals bei Salzburg, Österreich info@at.redbullmediahouse.com · Art Direction: Peter Feierabend. Gestaltung und Satz: Anne-Claire Martin. · Bilder: Cover und Innenteil: Jürgen Skarwan, außer: S. 2, 62: mauritius images/Alamy, S. 7: fotolia/Werner Fellner, S. 10: fotolia/Petra Barz, S. 13, 36, 56: mauritius images/image broker, S. 16: mauritius images/Westend61, S. 21: mauritius images/image broker/Christian Hütter, S. 26: fotolia, S. 34: fotolia, S. 41: mauritius images/Artur Cupak, S. 42: Flora Press/Alain Kubacsi, S. 44: fotolia, S. 53: Flora Press/GWI, S. 54: Flora Press/BIOSPHOTO/Alexandre Petzold, S. 61: mauritius images/H. Schwarz, S. 64: fotolia, S. 69: mauritius images/image broker/Benjamin Bachmair, S. 72: mauritius images/Creativ Studio Heinemann, S. 76: fotolia, S. 78/79: fotolia/Valeriya Potapova

Printed by Samson Druck GmbH in Austria
ISBN 978-3-7104-0177-0